高级卫生专业技术资格考试用书

口腔内科学全真模拟试卷与解析

（副主任医师/主任医师）

全真模拟试卷

英腾教育高级职称教研组　编写

中国健康传媒集团
中国医药科技出版社

题型说明

一、单选题：每道试题由 1 个题干和 5 个备选答案组成，题干在前，选项在后。选项 A、B、C、D、E 中只有 1 个为正确答案，其余均为干扰选项。

例：乳牙龋病的好发牙位最多见于

A. 上颌乳切牙　　B. 上颌乳磨牙

C. 上颌乳尖牙　　D. 下颌乳尖牙

E. 下颌乳切牙

答案： A

解析： 乳牙龋病好发的牙位依次为上颌乳中切牙、下颌第一乳磨牙、下颌第二乳磨牙、上颌第一乳磨牙、上颌第二乳磨牙。

二、多选题：每道试题由 1 个题干和 5 个备选答案组成，题干在前，选项在后。选项 A、B、C、D、E 中至少有 2 个正确答案。

例：牙周病复发的可能因素有

A. 患者自我菌斑控制不充分

B. 牙周治疗中没有彻底去除导致菌斑堆积的因素

C. 牙周治疗后患者戴入不合适的修复体

D. 患者没有按时定期复诊

E. 某些系统性疾病可能使患者的免疫力下降

答案： ABCDE

解析： 牙周病复发的可能因素：①主要原因是患者菌斑控制不够充分；②牙周治疗中未彻底去除导致菌斑堆积的因素，在某些部位器械难以完全去除牙结石；③牙周治疗后戴入不合适的修复体；④未按时复诊；⑤某些系统性疾病可能使机体免疫力下降，不足以抵抗原有的牙菌斑的毒力。

三、共用题干单选题：以叙述一个以单一病人或家庭为中心的临床情景，提出 2~6 个相互独立的问题，问题可随病情的发展逐步增加部分新信息，每个问题只有 1 个正确答案，以考查临床综合能力。答题过程是不可逆的，即进入下一问后不能再返回修改所有前面的答案。

例：患儿，男性，9 岁。因"右下后牙自发痛 1 周"来诊。口腔检查：右下 6 殆面深龋，叩诊（+）。X 线片：牙根未完全发育，近中根牙周膜增宽，硬骨板不连续。

1. 患牙最合适的治疗为

A. 牙髓切断术

B. 根管治疗术

C. 根尖诱导成形术

D. 间接盖髓术

E. 根尖屏障术

答案： C

解析： 右下 6 殆面深龋，自发痛 1 周，叩诊（+），X 线可见牙周膜增宽及硬骨板不连续，可诊断为右下 6 殆面慢性根尖周炎急性发作，所以牙髓不可留。由于患儿 9 岁，患牙牙根未完全发育，所以不适合根管治疗。根尖诱导成形术的适应证包括牙髓全部坏死或并发根尖周炎的年轻恒牙，指的是在消除感染的基础上，用药物诱导根尖部牙髓和（或）根尖周组织形成硬组织，使根尖孔缩小，适合此患者的治疗。根尖屏障术的目的是使牙根形成人工根尖止点后再行根管治疗，它的缺点是未发育的牙根管壁薄，增加根折的风险，故不适合此患者。

2. 最常用的治疗材料为
   A. 氢氧化钙
   B. 甲醛甲酚
   C. 氧化锌－丁香油糊剂
   D. 戊二醛
   E. 抗生素糊剂

   答案：A

   解析：氢氧化钙制剂是目前根尖诱导成形术的首选药物。它具有强碱性，可抑制细菌生长，中和酸性炎症产物，促进碱性磷酸酶的活性和根尖周组织、细胞的分化，使根管壁沉积类牙骨质和类骨质，延长牙根，封闭根尖孔。

3. 若使用该法治疗患牙失败，治疗方式应改为
   A. 牙髓血运重建术
   B. 根尖诱导成形术
   C. 根尖外科手术
   D. 根尖屏障术
   E. 根管治疗术

   答案：D

   解析：根尖屏障术的适应证包括进行过长期的根尖诱导但未能形成有效根尖保护的恒牙。

四、案例分析题：每道案例分析题有3～12问。每问的备选答案至少6个，最多12个，正确答案及错误答案的个数不定。考生每选对一个正确答案给1个得分点，选错一个扣1个得分点，直至扣至本问得分为0，即不含得负分。案例分析题的答题过程是不可逆的，即进入下一问后不能再返回修改所有前面的答案。

例：患者，男性，50岁。口腔黏膜反复溃疡伴水疱3个月。患者有咳嗽史2个月，且治疗效果不佳。检查：双颊可见大面积糜烂面。上、下颌龈缘充血，表皮剥脱，可见陈旧性糜烂愈合面。

1. 患者下一步应进行的检查不包括
   A. 尼氏征试验检查
   B. 揭皮试验检查
   C. 真菌涂片检查
   D. 探针试验检查
   E. 免疫荧光检查
   F. 组织病理学检查

   答案：C

   解析：根据题干信息，需进行大疱性疾病的排查，常用的辅助诊断技术为尼氏征试验、揭皮试验、探针试验、免疫荧光检查、组织病理学检查。

2. 患者需要补充的检查是
   A. 血常规　　　　　B. 肺部检查
   C. 眼部检查　　　　D. 真菌涂片检查
   E. 肝功能检查　　　F. 唾液总流量测定

   答案：B

   解析：因患者有慢性咳嗽病史，需进行肺部检查，用以排查肺部肿瘤所致"副肿瘤性天疱疮"的可能。

3. 关于尼氏征试验检查，以下描述正确的是
   A. 是棘层细胞松解现象检查法之一
   B. 该试验在外观正常的黏膜上进行操作
   C. 医用棉棒稍用力摩擦外观正常的口腔黏膜，迅速形成水疱或脱皮即为阳性
   D. 用医用棉棒轻轻推赶原有的水疱，能使其在黏膜上移动即为阳性
   E. 出现尼氏征阳性表现即停止试验
   F. 活跃期的寻常型和落叶型天疱疮常出现尼氏征阳性

   答案：ABCDEF

   解析：口腔黏膜尼氏征试验是棘层细

胞松解现象检查法之一，是口腔黏膜大疱性疾病辅助诊断中的常用方法之一。出现下述表现之一者即为尼氏征阳性：用医用棉棒稍用力摩擦外观正常的口腔黏膜，迅速形成水疱或脱皮；用医用棉棒轻轻推赶原有的水疱，能使其在黏膜上移动。出现尼氏征阳性表现即停止试验，避免扩大水疱或脱皮面积。活跃期的寻常型和落叶型天疱疮常出现尼氏征阳性。

4. 若最终患者确诊副肿瘤性天疱疮，应进行的治疗是

A. 胸外科会诊
B. 局部用药治疗
C. 手术治疗
D. 放疗或化疗
E. 保守治疗，密切观察
F. 全身支持治疗

答案：ABCDF

解析：患者已明确诊断，应根据病变程度进行相关肿瘤干预的综合治疗。不应仅做保守观察，以免贻误病情。

目录

全真模拟试卷（一）

一、单选题：每道试题由 **1** 个题干和 **5** 个备选答案组成，题干在前，选项在后。选项 **A、B、C、D、E** 中只有 **1** 个为正确答案，其余均为干扰选项。

1. 血管神经性水肿的好发部位是
   A. 四肢皮肤
   B. 头面部疏松结缔组织
   C. 外阴部
   D. 胃肠道黏膜
   E. 背部皮肤

2. 根尖切除术不适用于
   A. 根尖周囊肿
   B. 急性根尖周炎
   C. 根管内器械分离超出根尖孔
   D. 根折伴有根尖断端移位的死髓牙
   E. 根管钙化严重，无法行保守根管治疗

3. 牙髓充血与急性牙髓炎的鉴别要点是
   A. 对冷、热刺激有无反应
   B. 有无叩痛
   C. 有无自发痛史
   D. 有无进食疼痛
   E. 有无深龋

4. 隐裂牙多发生于
   A. 上颌前磨牙
   B. 下颌前磨牙
   C. 上颌第一磨牙
   D. 上颌第二磨牙
   E. 下颌磨牙

5. 由两个正常的牙胚融合而成的异常牙是
   A. 融合牙
   B. 双生牙
   C. 结合牙
   D. 额外牙
   E. 牙中牙

6. 根尖孔不在根尖顶的比例为
   A. 53.59%
   B. 48.85%
   C. 88.95%
   D. 98.85%
   E. 60.68%

7. 关于早期龋损的改变，下述错误的是
   A. 硬组织发生脱矿
   B. 出现龋洞
   C. 硬组织结构发生改变
   D. 呈白垩色
   E. 牙齿透明度下降

8. 对于外伤牙，一般不宜做牙髓活力测验的时限是
   A. 2 周内
   B. 3 周内
   C. 3 个月内
   D. 6 个月内
   E. 6 周内

9. 急性化脓性根尖周炎，以下排脓途径预后较差的是
   A. 从龈沟或牙周袋排出
   B. 脓液穿通骨壁突破鼻腔
   C. 脓液经根尖孔从冠部缺损处排出
   D. 脓液穿通骨壁突破黏膜
   E. 以上各种排脓途径无明显差别

10. 下列不符合糖尿病患者口腔表现的是
    A. 牙龈炎症明显，易出血
    B. 反复出现牙周脓肿，牙槽骨吸收迅速，以致牙松动脱落
    C. 龋病、牙髓病、根尖周炎的发生率增高
    D. 口内唾液多而稀薄
    E. 常伴发细菌和真菌感染，并有组织

坏死倾向

皮接触

11. 患者，女性，30岁。左侧后牙酸痛不适2月余。检查发现左下第一磨牙殆面磨损明显，牙本质外露，探酸，叩诊无不适。该牙的最佳治疗是

A. 调殆　　　　B. 牙髓治疗

C. 全冠修复　　D. 脱敏治疗

E. 充填治疗

12. 患者，女性，40岁。下前牙唇侧牙龈长脓包一年。患者曾在当地治疗下前牙，治疗过程不详，近一年牙龈反复长脓包，无明显疼痛。检查：32远中舌侧可见充填体，叩痛（＋＋），松动Ⅱ度，近中PD＝4mm，冷诊无反应，唇侧牙龈见窦道口，挤压时未见明显分泌物。X线片示32根管内充填物影像欠致密，根尖周骨质破坏范围约6mm×5mm，边界不清。该牙诊断为慢性根尖周炎，首选的治疗措施是

A. 根管治疗　　B. 根管再治疗

C. 显微根尖手术　D. 牙周治疗

E. 拔除患牙

13. 不属于嵌体禁忌证的是

A. 前牙邻唇面缺损，未涉及切角者

B. 殆面缺损范围小且表浅

C. 因牙体缺损形成的严重邻接不良或食物嵌塞

D. 牙体缺损范围大，残留牙体组织抗力形差，固位不良

E. 对美观要求高的前牙缺损患者

14. 关于非附着性龈下菌斑生物膜，以下描述不正确的是

A. 位于附着性龈下菌斑生物膜的表面

B. 其构成以厌氧菌为主

C. 与牙槽骨的破坏密切相关

D. 最易导致根面龋

E. 结构松散，直接与袋上皮和龈沟上

15. 患者，男性，34岁。36殆面洞银汞合金充填4天后出现激发痛与自发性隐痛，可能是因为

A. 咬合创伤

B. 有小穿髓点未发现

C. 基底过薄

D. 洞较深未加基底

E. 腐质未去净

16. 患者，女性，14岁。体检时发现下颌第一前磨牙尖而长，畸形中央尖，无不适主诉。对该患者的治疗建议为

A. 局麻下行根管治疗

B. 多次少量调磨中央尖

C. 局麻下行活髓切断术

D. 局麻下行根尖诱导成形术

E. 观察

17. 菌斑性龈炎的始动因子是

A. 牙石　　　　B. 不良修复体

C. 食物嵌塞　　D. 口腔微生物

E. 口呼吸

18. 关于妊娠期龈瘤的描述不正确的是

A. 妊娠期2～3个月开始出现明显症状

B. 妊娠前即有不同程度的菌斑性龈炎

C. 妊娠期第6个月时达到高峰

D. 龈缘和龈乳头呈鲜红或暗红色

E. 进食时易出血

19. 患者，男性，30岁。46种植修复2年，X线片示46种植体根尖区透射影，其最可能的病因是

A. 牙周炎　　　　B. 邻牙龋病

C. 冠周炎　　　　D. 颌骨骨髓炎

E. 邻牙根尖部感染

20. 患者，男性，31岁。因左上后牙肿痛3天就诊。口腔检查：左上6龋深及

髓，无探痛，Ⅲ度松动，叩痛（＋＋＋），牙龈轻度红肿，有触痛，无波动感。应诊断为

A. 急性根尖周脓肿

B. 急性蜂窝织炎

C. 急性牙龈乳头炎

D. 急性颌骨骨髓炎

E. 急性化脓性牙髓炎

21. 口腔黏膜病损局部封闭治疗术不可用于

A. 肉芽肿性唇炎

B. 长期糜烂不愈的口腔扁平苔藓

C. 复发性坏死性黏膜腺周围炎的口腔深大溃疡

D. 恶性溃疡

E. 盘状红斑狼疮的糜烂型病损

22. 患儿，男性，10岁。上颌前牙外伤12小时。口腔检查：21已萌出，牙冠纵向裂纹达龈下，松动Ⅰ度，叩痛（＋），远中侧呈游离状。X线示21冠根纵向折裂。21最佳的处理方法是

A. 结扎固定

B. 根管治疗

C. 一次性根管治疗后固位修复

D. 拔除21

E. 上颌𬌗垫固定

23. 下列不是乳牙拔除适应证的是

A. 龋坏形成残冠难以修复

B. 乳牙根尖已露于龈外，局部黏膜形成创伤性溃疡

C. 根尖周组织和牙槽骨有急性化脓性炎症

D. 乳牙外伤致近颈部1/2折断

E. 替换期的继承恒牙已萌出，乳牙未脱落

24. 患儿，女性，5岁。左下后牙进食时疼痛，前来就诊。口腔检查：75残冠，

探诊无不适，叩痛（＋），松动Ⅰ度，颊侧牙龈脓肿，36未萌出。X线片示75根尖未见明显吸收，根尖及根分叉大面积暗影，累及35牙胚。75最合适的治疗方法为

A. 局部冲洗上药

B. 拔除75

C. 75试行根管治疗

D. 75开放引流

E. 嘱口服消炎药

25. 窝沟龋的龋损不包括

A. 磨牙咬合面

B. 前磨牙咬合面

C. 磨牙颊面沟

D. 上颌前牙舌面

E. 上颌前牙切角

二、多选题：每道试题由1个题干和5个备选答案组成，题干在前，选项在后。选项A、B、C、D、E中至少有2个正确答案。

26. 下列操作可能会对牙髓造成损伤的是

A. 取印模

B. 磨除牙体组织过多

C. 牙体预备产热过多

D. 脱敏

E. 消毒

27. 牙本质龋的坏死区结构包括

A. 混合性口腔菌群

B. 牙本质小管

C. 无结构基质

D. 修复性牙本质

E. 成牙本质细胞

28. 患者，男性，35岁。因唇面部肿胀数天来诊。患者无明显疼痛。口腔检查：双侧眼睑肿胀，有弹性，下唇肿胀，质地疏松，无触压痛。诊断不考虑

A. 慢性唇炎

B. 药敏性口炎

C. 血管神经性水肿

D. 肉芽肿性唇炎

E. 慢性盘状红斑狼疮

29. 可摘局部义齿热处理后发现基托中有气泡，制作过程中可能的原因有

A. 充胶时机过早

B. 粉液比例不当

C. 热处理升温过快

D. 装盒时石膏有倒凹

E. 充胶时压力不足

30. 口腔颌面部特异性感染病原菌有

A. 铜绿假单胞菌　　B. 结核杆菌

C. 梅毒螺旋体　　　D. 放线菌

E. 厌氧菌

31. 口腔黏膜发现下列情况应警惕艾滋病的是

A. 口腔毛状黏膜白斑

B. 硬下疳

C. 口腔卡波西肉瘤

D. 年轻人发现白色念珠菌性口角炎

E. 舌的树胶样肿

32. 慢性增生性牙髓炎的临床表现包括

A. 多见于青少年患者

B. 患牙进食时易出血

C. 龋洞内有牙髓息肉

D. 常有自发痛

E. 长期不用患牙咀嚼

33. 下列各种情况，必须做牙体缺损修复的是

A. 5 颊尖缺损少许，无过敏症状

B. 2 近中切角缺损有明显叩痛，松动Ⅲ度

C. 1 冠折2/3，已行根管治疗，无症状

D. 6 隐裂引发牙髓炎，已行根管治疗，无症状

E. 7 中度磨耗，无症状

34. Co - Cr 合金支架铸型焙烧最终温度设置为700℃，可能造成的铸造缺陷是

A. 砂眼　　　　　　B. 铸造不全

C. 冷隔　　　　　　D. 缩孔

E. 毛刺

35. 对牙槽骨的叙述正确的是

A. 不受替牙的影响

B. 随牙的生长发育而变化

C. 一生不变

D. 随牙的脱落替换而变化

E. 随咀嚼压力而变化

36. 下列关于双侧髁突骨折的临床表现，正确的描述是

A. 下颌不能做前伸运动

B. 下颌侧颌运动受限

C. 后牙早接触

D. 前牙开𬌗

E. 双侧颞颌关节区压痛

37. 为增强金合金瓷金结合，可采用的方法

A. 喷砂　　　　　　B. 预氧化

C. 超声清洗　　　　D. 除污

E. 电解蚀刻

38. 关于牙菌斑说法错误的是

A. 牙菌斑的基本结构可分为基底层、中间层和表层

B. 唾液中的蛋白多糖选择性吸附在牙面上形成牙菌斑

C. 细菌在膜上的黏附定植到牙菌斑的形成一般需要10～12天

D. 细菌利用糖进行有氧代谢，产生大量有机酸

E. 动物实验和流行病学调查研究表明控制菌斑能有效减少龋病发生

39. 琼脂的加热方法有

A. 温水中缓慢浸泡融化

B. 60℃恒温水浴中融化

C. 电炉直接加热融化

D. 琼脂加热器中融化

E. 微波炉中融化

40. 酸蚀以下部位可能引起过敏的是

    A. 牙釉质   B. 牙本质

    C. 牙骨质   D. 缩余釉上皮

    E. 均不是

41. 属于Ⅱ类洞的有

    A. 11 邻舌面洞   B. 34 颊面颈部洞

    C. 26 邻面洞   D. 23 舌面洞

    E. 14 邻面洞

42. 腭裂手术时在腭部黏骨膜下用含适量肾上腺素的 0.25% ~ 0.5% 普鲁卡因或利多卡因或生理盐水做局部浸润注射，其主要目的是

    A. 减少术中出血

    B. 减少疼痛

    C. 易于剥离黏骨膜

    D. 减少肿胀

    E. 利于组织缝合

43. 以下细菌不属于引起牙周病的"红色复合体"的是

    A. Pg   B. Bf

    C. Aa   D. Fn

    E. Td

44. 血管神经性水肿的临床表现包括

    A. 病程长、起病缓慢

    B. 可反复发作

    C. 好发于皮下结缔组织疏松处

    D. 病变消失后可不留痕迹

    E. 病变为局限性水肿，界限不清，按压质韧而有弹性

45. 以下关于玻璃离子粘固剂的描述，正确的是

A. 与牙本质有较强的粘结性

B. 可用于制作嵌体

C. 牙髓刺激小

D. 可用于粘接正畸附件

E. 可与牙齿中的钙离子发生螯合

三、共用题干单选题：以叙述一个以单一病人或家庭为中心的临床情景，提出 2 ~ 6 个相互独立的问题，问题可随病情的发展逐步增加部分新信息，每个问题只有 1 个正确答案，以考查临床综合能力。答题过程是不可逆的，即进入下一问后不能再返回修改所有前面的答案。

（46 ~ 48 共用题干）

患者，男性，50 岁。右下后牙牙龈脓疱 2 周。患者 2 周前发现右下后牙牙龈有脓疱，无明显不适，无治疗史。检查：44 𬌗面深龋洞，探及穿髓孔，探诊无感觉，叩痛（±），无松动，牙周探诊正常，冷诊无反应；45 𬌗面见树脂充填体，边缘继发龋，探及较多腐质，无叩痛，松动Ⅱ度，颊侧 PD = 4mm，冷诊一过性敏感；46 𬌗面深龋洞，达牙本质深层，探诊无明显感觉，无叩痛，无松动，颊侧牙龈见一窦道口，可从水平方向部分探入根分叉区，冷诊无反应。X 线片示 44 根尖区不规则透射区，边界模糊；45 冠部高密度充填体，底部可见透射影，根尖周无明显异常；46 龋坏近髓，根管影像清晰，根分叉区骨吸收，根尖周膜增宽。

46. 为明确诊断，可选择的检查包括

    A. 牙髓电活力测验

    B. 多普勒血流测定

    C. 试验性备洞

    D. 窦道示踪片

    E. CBCT

47. 主诉牙的诊断为

A. 牙髓坏死

B. 慢性根尖周炎

C. 慢性牙周炎

D. 牙周 – 牙髓联合病变

E. 牙根纵裂

48. 主诉牙的治疗计划为

A. 根管治疗

B. 牙周治疗

C. 牙周 – 牙髓联合治疗

D. 根尖手术

E. 拔牙

(49~51 共用题干)

患者，男性，54 岁。右上后牙反复肿痛、牙龈水肿超过 6 个月，遇冷热水敏感，近日劳累后疼痛加重，放射至耳颞部。检查：15 牙龋深近髓，无探痛，叩诊不适，近根尖处颊侧牙龈可见一瘘管口，Ⅰ 度松动。16 牙无龋，叩痛（＋），远中可探及深牙周袋约 9mm，颊侧牙龈红肿，热诊（＋＋＋），疼痛放射至耳颞部。

49. 主诉牙最可能的诊断是

A. 16 慢性根尖周炎

B. 16 逆行性牙髓炎

C. 16 急性牙髓炎

D. 15 牙髓坏死

E. 15 慢性根尖周炎

50. 以下检查可帮助制定治疗计划的是

A. X 线检查　　B. 牙髓活力测验

C. 松动度检查　　D. 触诊

E. 血常规检查

51. 主诉牙的最佳治疗方案是

A. 干髓术治疗 + 牙周系统治疗

B. 牙周系统治疗

C. 根管治疗 + 牙周系统治疗

D. 直接树脂充填

E. 拔除

(52~55 共用题干)

患者，女性，40 岁。右上后牙松动一年。检查：16 松动 Ⅲ 度，BOP（＋），PD＝7~9mm，X 线片显示牙槽骨吸收至根尖。

52. 16 需拔除后种植修复，在拔牙过程中错误的做法是

A. 位点保存

B. 牙槽骨修整术

C. 微创拔牙

D. 拔牙窝植骨术

E. 尽可能保留拔牙窝骨壁

53. 若患者 3 个月后复查发现骨量仍不足，解决骨量不足可考虑的方法是

A. 引导骨再生术

B. 上颌窦侧壁开窗法

C. 经牙槽突上颌窦底提升法

D. 短种植体

E. 以上都是

54. 若拍 CBCT 发现 16 上颌窦区剩余牙槽骨的高度为 8mm，颊舌向宽度为 10mm，Ⅲ 类骨。最佳的解决方案是

A. 上颌窦侧壁开窗法

B. 经牙槽突上颌窦底提升法

C. 引导骨再生术

D. 短种植体

E. GTR

55. 16 种植时最可能发生的并发症是

A. 下唇麻木

B. 进行性边缘性骨吸收

C. 种植体机械折断

D. 牙龈增生

E. 窦腔、黏膜穿通

(56~59 共用题干)

患者，男性，63 岁。口腔黏膜反复溃疡 8 个月。临床检查：软腭可见多个直径约 1mm 的张力性水疱，挤压不易破。上下

颌牙龈缘充血，表皮剥脱，可见陈旧性糜烂愈合面。Nikolsky 征（−），探针试验（−），眼部病损（−）。

56. 结合病史及损害特点，诊断首先考虑为
    A. 大疱性类天疱疮
    B. 良性黏膜类天疱疮
    C. 寻常型类天疱疮
    D. 大疱性表皮松解症
    E. 多形红斑

57. 下列不属于大疱性类天疱疮的特点的是
    A. 形成上皮内疱
    B. 反复发作
    C. 无黏膜瘢痕粘连
    D. 皮肤病损表现为张力性厚壁大疱
    E. 多见于老年人，无明显性别差异

58. 大疱性类天疱疮与寻常型天疱疮的鉴别要点错误的是
    A. 前者好发于老年人，后者多见于中年人
    B. 前者尼氏征阴性，后者尼氏征阳性
    C. 前者细胞学检查无特殊，后者可见天疱疮细胞
    D. 前者为上皮下疱，后者为上皮内疱
    E. 前者预后相对较差，后者预后相对较好

59. 如果患者已经诊断为"大疱性类天疱疮"，那么下列治疗不需要的是
    A. 口服抗生素
    B. 局部应用糖皮质激素
    C. 皮损较重者全身使用糖皮质激素
    D. 皮损较重者及时转入皮肤专科治疗
    E. 支持治疗

（60 ~ 63 共用题干）

患儿，女性，7 岁。上前牙间较大间隙半年余，检查：11 牙、21 牙间约 5mm 间隙，余未见明显异常。

60. 该患儿首先需要进行的辅助检查是
    A. 根尖片
    B. 𬌗翼片
    C. 全口牙位曲面体层 X 线片
    D. 头颅定位侧位片
    E. CBCT

61. 若检查结果显示 11、21 牙间埋伏倒置牙齿 1 枚，恒牙数目多于正常牙数，该患儿的诊断是
    A. 牙瘤　　　　B. 多生牙
    C. 双生牙　　　D. 过大牙
    E. 过小牙

62. 该患儿的治疗方案是
    A. 观察，若患儿出现主观不适再拔除倒置牙齿
    B. 乳恒牙替换完成后拔除倒置牙齿
    C. 拔除倒置牙齿后观察
    D. 拔除倒置牙齿后行咬合诱导
    E. 不需处理，乳恒牙替换完成后正畸关闭间隙

63. 若检查结果显示 11 牙根尖区阻射影像，呈小的牙齿样结构，该患儿可能的诊断是
    A. 牙瘤　　　　B. 多生牙
    C. 双生牙　　　D. 过大牙
    E. 过小牙

（64 ~ 65 共用题干）

患者，女性，46 岁。主诉牙齿酸痛，遇冷热刺激敏感，以往有横向刷牙习惯。经医生检查，诊断为牙本质敏感。

64. 这种疾病最好发的牙位是
    A. 上颌前牙　　B. 上颌前磨牙
    C. 上颌磨牙　　D. 下颌前牙
    E. 下颌磨牙

65. 这种疾病在遇到刺激时出现的疼痛性质是

A. 持续时间长而且尖锐

B. 持续时间长逐渐加重

C. 时断时续，无法预测

D. 持续时间短而且尖锐

E. 持续时间短而且顿挫

四、案例分析题：每道案例分析题有 3 ~ 12 问。每问的备选答案至少 6 个，最多 12 个，正确答案及错误答案的个数不定。考生每选对一个正确答案给 1 个得分点，选错一个扣 1 个得分点，直至扣至本问得分为 0，即不含负分。案例分析题的答题过程是不可逆的，即进入下一问后不能再返回修改所有前面的答案。

(66 ~ 68 共用题干)

患者，男性，72 岁。以口内下前牙变黑数年就诊，否认自发性疼痛，既往体健。检查可见下颌前牙牙龈退缩，暴露的根面牙骨质见斑状黑褐色脱色区域，局部有龋洞形成，探诊有粗涩感。建议进一步检查。

66. 患者下一步可以进行的检查是

A. X 线

B. 血常规

C. CBCT

D. 细菌检测

E. 颌下淋巴结触诊

F. 磁共振

67. 首先考虑的疾病是

A. 慢性牙髓炎   B. 放射性龋

C. 根面龋   D. 义齿性口炎

E. 慢性牙周炎   F. 牙变色

68. 对于该患者，可选的治疗有

A. 局部使用氟制剂和氯己定

B. 使用再矿化液促进龋损区再矿化

C. 使用窝沟封闭剂封闭龋损

D. 使用复合树脂和玻璃离子水门汀进行充填修复

E. 直接磨除脱色区域并进行抛光

F. 拔除下前牙后修复

(69 ~ 71 共用题干)

患者，男性，30 岁。因"左下后牙牙面出现黑色"来诊。口腔检查：左下 7 近中邻牙合面龋，探诊粗糙，龋损至釉牙骨质界以下，有"勾拉感"，但无明显不适，冷、热刺激不敏感，牙龈无红肿，叩诊无不适。

69. 根据患者情况，最佳的治疗方案为

A. 玻璃离子水门汀充填

B. 聚羧酸锌水门汀充填

C. 磷酸锌水门汀充填

D. 纳米复合树脂充填

E. 复合体充填

F. 窝沟封闭剂充填

70. 提示 考虑到该龋洞已至釉牙骨质界，拟采用玻璃离子体封闭龈壁的三明治技术。关于患牙的治疗，叙述正确的是

A. 由于釉牙骨质界处缺乏釉质，复合树脂粘结效果较差

B. 玻璃离子体能直接与牙本质和复合树脂粘结，可以更好地贴合无釉质结构的龈壁，有效地封闭颈部边缘

C. 释放氟离子，具有抗菌性，预防继发龋的产生

D. 具有与牙本质接近的弹性模量，可以缓冲复合树脂聚合产生的收缩应力

E. 封闭式三明治技术比开放式三明治技术的微渗漏小

F. 提倡使用封闭式三明治技术

71. 与传统银汞合金充填相比，复合树脂充填龋洞的特点有

A. 窝洞较浅

B. 窝洞外形较窄

C. 窝洞线角圆滑

D. 不需预防性扩展

E. 要求预备到一定的深度

F. 底平壁直

（72~75 共用题干）

患者，女性，26 岁。怀孕 2 个月。因"进食时牙龈出血 14 天"来诊。口腔检查：全口牙龈红肿，探诊易出血，牙周袋深度为 2 mm，附着丧失≤3 mm，不松动。右上 6 远中殆面中度龋，探痛（－），叩痛（－），颊侧牙龈无肿胀、瘘管。菌斑指数和牙石指数均为 2。

72. 最可能的诊断是

　　A. 青少年牙周炎

　　B. 急性坏死性龈口炎

　　C. 慢性牙周炎

　　D. 牙龈萎缩

　　E. 咬合创伤

　　F. 妊娠性龈炎

73. 预防上述牙周问题应

　　A. 调殆去除过高的接触点

　　B. 孕前彻底口腔洁治

　　C. 孕后每日做好口腔清洁

　　D. 早晚刷牙

　　E. 餐后漱口

　　F. 持续使用抗生素

74. 治疗口腔疾病的时间为

　　A. 妊娠 1 个月以内

　　B. 妊娠 1~2 个月

　　C. 妊娠 3~4 个月

　　D. 妊娠 4~6 个月

　　E. 妊娠 7~8 个月

　　F. 妊娠 9~10 个月

75. 治疗口腔疾病时应避免

　　A. 使用肾上腺素　　B. X 线片

　　C. 局部麻醉　　　　D. 根管治疗

　　E. 银汞合金充填　　F. 洁治

（76~80 共用题干）

患儿，男性，10 岁。1 小时前玩耍时摔倒，无晕厥史。检查见上唇皮肤及黏膜可见擦伤，略肿胀。口内见 41 牙冠 1/2 缺失，近中舌侧缺损至龈下约 2mm，可探及露髓点，松动Ⅰ度，叩痛（+）。31 牙冠完整，松动Ⅰ度，叩痛（+）。11 缺失（患儿家长置于矿泉水中，牙体完整，根部粘有部分泥沙）。21 无松动，叩痛（+），音调高，龈缘少量渗血。12 仅少量釉质缺损，牙本质未暴露，无松动，叩诊无不适。X 线片示 41 根尖发育完成，12~22 牙根发育未完成，21 根尖周膜影像消失。

76. 相关诊断有

　　A. 41 复杂冠根折　B. 12 釉质缺损

　　C. 31 牙震荡　　　D. 21 牙嵌入

　　E. 11 牙全脱位　　F. 上唇擦伤

77. 脱位牙的保存，下列做法正确的是

　　A. 置于矿泉水中

　　B. 置于生理盐水中

　　C. 置于牛奶中

　　D. 置于患者的舌下

　　E. 置于血液中

　　F. 干燥保存

78. 对于 11 牙的描述，正确的是

　　A. 将患牙尽可能快地去髓后，充入氢氧化钙制剂，然后植入牙槽窝

　　B. 复查时若患牙仍有松动，延长固定时间 2~3 周

　　C. 清洁后的牙齿在抗生素液内浸泡 1 小时

　　D. 清洁患牙，并将根部附着的泥沙刮去

　　E. 患牙植入时一定要尽量用力完全复位

　　F. 再植后的固定时间一般在 2~3 周

79. 对于21牙的描述，正确的是
    A. 复位后观察牙髓情况
    B. 复位后2周行根管治疗
    C. 正畸牵引术
    D. 强行拉出复位会造成更大损伤，诱发牙根吸收
    E. 任其自然萌出
    F. 一般半年内患牙能萌出到原来的位置

80. 11的处理方法为
    A. 不治疗
    B. 义齿修复
    C. 种植修复
    D. 再植后根管治疗
    E. 根管治疗后再植
    F. 复位
    G. 固定
    H. 调𬌗
    I. 3周后根管治疗
    J. 即刻根管治疗
    K. 定期观察

(81～83 共用题干)
    患儿，男性，6岁。要求矫治前牙反𬌗。口腔检查：直面型，乳前牙反𬌗，乳牙列完整。

81. 与前牙反𬌗有关的因素有
    A. 父母可能前牙反𬌗
    B. 乳尖𬌗干扰
    C. 下颌第2乳磨牙龋损
    D. 幼时母乳喂养
    E. 幼时不良人工喂养姿势
    F. 吮上唇

82. 关于骨性乳牙反𬌗，叙述正确的是
    A. 下颌闭合道圆滑，且往往存在下前牙代偿性舌倾现象
    B. 父亲或母亲往往存在前牙反𬌗，同时伴有凹面型

C. 第2乳磨牙的终末平面为近中阶梯关系
D. 进入替牙期后反𬌗可能自行解除
E. 乳前牙反覆盖往往较大
F. 可以伴发下颌高角现象

83. 患儿凹面型不明显，息止颌位时，乳前牙呈切对切趋势，上、下乳前牙无代偿性唇倾或舌倾，下颌可退至切对切位置。针对该患儿反𬌗的矫治方法有
    A. 采用颏兜矫治
    B. 采用前方牵引器矫治
    C. 治疗下颌第2乳磨牙龋损
    D. 采用上颌𬌗垫活动矫治器矫治
    E. 采用下颌𬌗垫式联冠斜面导板矫治
    F. 采用改良颏兜前牵引矫治
    G. 调𬌗，消除可能存在的𬌗干扰
    H. 纠正吮咬上唇等不良习惯

(84～87 共用题干)
    患者，男性，50岁。口腔黏膜反复溃疡伴水疱3个月。患者有咳嗽史2个月，且治疗效果不佳。检查：双颊可见大面积糜烂面。上、下颌龈缘充血，表皮剥脱，可见陈旧性糜烂愈合面。

84. 患者下一步应进行的检查不包括
    A. 尼氏征试验检查
    B. 揭皮试验检查
    C. 真菌涂片检查
    D. 探针试验检查
    E. 免疫荧光检查
    F. 组织病理学检查

85. 患者需要补充的检查是
    A. 血常规   B. 肺部检查
    C. 眼部检查   D. 真菌涂片检查
    E. 肝功能检查   F. 唾液总流量测定

86. 关于尼氏征试验检查，以下描述正确的是

A. 是棘层细胞松解现象检查法之一

B. 该试验在外观正常的黏膜上进行操作

C. 医用棉棒稍用力摩擦外观正常的口腔黏膜，迅速形成水疱或脱皮即为阳性

D. 用医用棉棒轻轻推赶原有的水疱，能使其在黏膜上移动即为阳性

E. 出现尼氏征阳性表现即停止试验

F. 活跃期的寻常型和落叶型天疱疮常出现尼氏征阳性

87. 若最终患者确诊副肿瘤性天疱疮，该进行的治疗是

A. 胸外科会诊

B. 局部用药治疗

C. 手术治疗

D. 放疗或化疗

E. 保守治疗，密切观察

F. 全身支持治疗

（88～91 共用题干）

患儿，女性，9 岁。上前牙外伤折断 2 天，自觉冷热敏感，牙齿松动，不敢进食。检查发现左上及右上恒中切牙近中切角缺损，近中断面位于龈下，可见针尖大小露髓孔，牙冠唇倾明显。

88. 临床检查内容包括

A. 牙冠有无变色

B. 探查断缘位于龈下的深度

C. 有无叩痛

D. 松动度情况

E. 牙龈有无撕裂

F. 有无咬合创伤

89. 进一步采取的辅助检查有

A. 牙髓温度测验　B. 牙髓电活力测验

C. 根尖片　　　　D. 根管长度测量

E. 咬诊　　　　　F. CBCT

90. 根尖片上应观察的内容包括

A. 牙髓有无炎症

B. 牙根发育程度

C. 牙囊是否存在

D. 有无牙根折断

E. 有无埋伏多生牙

F. 根周膜间隙是否清晰、完整

91. 对患儿外伤牙的治疗计划应包括

A. 外伤牙复位固定

B. 牙髓切断术

C. 观察牙根发育状况

D. 牙齿外形修复，维持间隙

E. 医患沟通

F. 与修复科会诊制定后续修复方案

（92～95 共用题干）

患者，女性，55 岁。左下后牙咬物疼痛 1 周。患者 1 周前因左下后牙咀嚼疼痛于外院开髓，其后症状一直无明显改善，今来我院就诊。检查：36 𬌗面开髓孔，探诊无明显反应，叩痛（＋），无松动，冷热诊无反应，根尖区黏膜充血压痛。X 线片显示开髓影像达髓腔，髓室有钙化影像，近远中根管细小，远中根尖周膜间隙增宽，近中根尖周未见明显异常。

92. 患牙疼痛无缓解最可能的原因是

A. 髓腔高压未缓解

B. 牙髓失活不全

C. 残髓炎

D. 髓石

E. 根管钙化

F. 根尖周炎

93. 根管预备时首选的冲洗液有

A. 3% 次氯酸钠

B. 30% 过氧化氢

C. 0.2% 氯己定

D. 1% EDTA

E. 生理盐水

F. MTAD

G. QMix

94. 在根管治疗时，以下正确的选项是
    A. 显微镜下，钙化根管内的修复性和继发性牙本质色泽较亮，呈淡黄色
    B. 显微镜放大 3～8 倍以辨识细小的根管
    C. 显微镜下用超声工作尖去除髓石后寻找根管口
    D. 髓室底的颜色较周围牙本质浅
    E. 氯己定与次氯酸钠交替冲洗可有效抑菌
    F. 显微镜下引导机用器械切削牙本质，能有效避免根管偏移和根管壁穿孔的发生

95. 若因根管钙化未能疏通近中根管的根尖部分，应选择的治疗方案是
    A. 完成根管治疗后观察
    B. 完成根管治疗后行近中根显微根尖手术
    C. 完成远中根管治疗，近中根行截根术
    D. 完成远中根管治疗，行牙半切术
    E. 拔除患牙
    F. 根尖区切开引流

（96～100 共用题干）
    患儿，女性，12 岁。因 "右下后牙疼痛不适 1 个月" 就诊。口腔检查：45 畸形中央尖穿髓，探诊无不适，叩痛（+），无松动，牙龈无红肿。X 线片示 45 牙周膜增宽，硬骨板不连续，根尖孔呈喇叭口状。

96. 适合该牙的治疗方案有
    A. 根尖屏障术
    B. 根尖诱导成形术
    C. 根管治疗术
    D. 牙髓血运重建术
    E. 根尖外科手术
    F. 牙髓切断术

97. 根尖诱导成形术主要依赖的干细胞有
    A. 根尖部残留的生活牙髓
    B. 根尖周牙周膜细胞
    C. 根尖周组织的上皮根鞘
    D. 根尖周成骨细胞
    E. 根尖部的牙乳头
    F. 根尖周骨细胞

98. 根据患者情况，决定采取牙髓血运重建术。关于牙髓血运重建术，叙述正确的是
    A. 定期复诊
    B. 根管消毒 3 周左右
    C. 用力刺伤根尖部，诱导出血
    D. 重视根管的化学预备，尽量避免机械预备
    E. 根管内出血要求达釉牙骨质界下 2～3mm
    F. 血凝块上一般覆盖三氧化矿物聚合体 MTA 封闭

99. 拟采用根管内封三联抗生素糊剂进行根管消毒，常用的三联抗生素是
    A. 环丙沙星   B. 头孢丙烯
    C. 红霉素   D. 甲硝唑
    E. 米诺环素   F. 克林霉素
    G. 庆大霉素

100. 牙髓血运重建术治疗完成后，随访应注意的是
    A. 有无疼痛
    B. 有无软组织肿胀
    C. 有无窦道或窦道是否消失
    D. 牙髓温度测验
    E. 牙髓电活力测验
    F. 牙髓激光多普勒血流仪器测试牙髓活力的血流情况和血氧饱和度
    G. X 线片观察根尖区病变是否愈合
    H. X 线片观察根管壁是否增厚
    I. X 线片观察牙根是否增长

全真模拟试卷（二）

一、单选题：每道试题由 **1** 个题干和 **5** 个备选答案组成，题干在前，选项在后。选项 **A、B、C、D、E** 中只有 **1** 个为正确答案，其余均为干扰选项。

1. 关于牙髓的治疗，叙述错误的是
   A. 6 个月内患有心肌梗死的患者应缓做牙髓治疗
   B. 糖尿病患者做牙髓治疗前应预防性应用抗生素，以免急性牙髓感染影响其病情
   C. 艾滋病患者不能进行牙髓治疗
   D. 妊娠期患者做牙髓治疗时应注意控制疼痛与感染，缓做根管外科手术
   E. 有出血性疾病的患者行根管外科手术时术前应给予抗纤溶治疗

2. 根管最狭窄的地方是
   A. 约距根尖孔 1mm 处
   B. 约距根尖 1mm 处
   C. 约在根中 1/3 与根尖 1/3 交界处
   D. 约距根尖 2mm 处
   E. 约在根管口处

3. 关于张口度，叙述正确的是
   A. 正常人张口度的大小相当于自身示指、中指、无名指和小指 4 指末节的总宽度
   B. 中度张口受限可置入 2 横指，约 3.5cm
   C. 轻度张口受限可置入 3 横指，约 4.0cm
   D. 重度张口受限可置入不足 1 横指，小于 1.0cm
   E. 中度张口受限可置入 3 横指，约 4.0cm

4. 牙石引起牙龈炎的主要致病机制是

5. 琼脂印模材料由溶胶变为凝胶的温度是
   A. 80℃   B. 60℃
   C. 40℃   D. 20℃
   E. 0℃

6. 釉质发育不全的防治原则是
   A. 补充维生素 D
   B. 对釉质缺损患者实施防龋处理
   C. 纠正不良饮食习惯
   D. 轻症患牙可做脱色治疗
   E. 重症患牙可做牙髓治疗

7. 慢性增生性牙髓炎的特征不包括
   A. 多为青少年发病
   B. 临床症状不明显
   C. 穿髓孔小
   D. 根尖孔粗大
   E. 牙髓组织增生呈息肉状

8. 慢性龋的临床特点是
   A. 着色深   B. 质地湿润
   C. 病程短   D. 质地软
   E. 病变组织颜色较浅

9. 不影响龋病发生的因素是
   A. 牙的解剖外形
   B. 牙在牙弓中的位置
   C. 口腔卫生

（右栏上部）
A. 牙石对牙龈有机械刺激
B. 牙石的多孔结构容易吸附大量的细菌毒素
C. 牙石表面常有未矿化的菌斑，刺激牙龈导致炎症
D. 牙石可使龈沟液的渗出增加
E. 牙石妨碍日常口腔卫生措施的实施

D. 含氟牙膏的使用

E. 牙的数目

10. 殆创伤对牙周病的主要作用是
    A. 导致牙周袋的形成
    B. 改变炎症的扩散途径
    C. 加速牙槽骨的水平吸收
    D. 加重牙龈的炎症程度
    E. 导致假性牙周袋的形成

11. 急性根尖周脓肿最主要的临床表现是
    A. 自发痛阵发性加重
    B. 冷热刺激激发痛
    C. 持续性跳痛和咬合痛
    D. 剧烈的夜间痛和放射痛
    E. 患牙伸长，咬紧时疼痛缓解

12. 牙龈切除术是适应证比较广泛的一种牙周手术，但不适宜进行牙龈切除术的是
    A. 骨下袋
    B. 骨上袋
    C. 牙周脓肿
    D. 牙龈肥大或增生
    E. 冠桥修复，牙龈覆盖过多者

13. 弯曲根管预备的常见并发症是
    A. 牙周组织坏死　B. 药物性根尖周炎
    C. 根管台阶　　　D. 皮下气肿
    E. 误吞和误咽

14. 患者，女性，40岁。主诉左上后牙咬物不适1个月，无冷热刺激不适。检查：26近中龋洞，探诊（－），叩痛（＋），松动（－），牙髓电活力测试无反应，X线片示根尖区骨质破坏影像。考虑诊断是
    A. 急性牙髓炎　　B. 慢性牙髓炎
    C. 急性根尖周炎　D. 慢性根尖周炎
    E. 牙髓坏死

15. 患者，男性，46岁。主诉右下后牙冷热痛10天，自发痛2天。X线片示：右下第一磨牙根分叉处可见一骨密度降低区，未见龋及根尖病变。最可能的诊断是
    A. 牙周脓肿
    B. 急性根尖炎
    C. 殆创伤
    D. 牙周－牙髓联合病变
    E. 根分叉病变

16. 患者，男性，69岁。诊断为慢性牙周炎，经有经验的医生治疗半年后，上下后牙区牙周溢脓未能完全缓解。最有可能影响该患者牙周预后的全身系统疾病是
    A. 心脏病　　　　B. 糖尿病
    C. 高血压　　　　D. 骨质疏松症
    E. 慢性胃炎

17. 患者，男性，57岁。左下后牙肿痛2个月。检查：36松动Ⅰ度，该处牙龈肿胀，探诊易出血，探诊深度4mm，牙周袋内已能探到根分叉的外形，但尚不能水平探入分叉内。该病变宜采用的治疗方法是
    A. 仅需龈下刮治及根面平整术
    B. 基础治疗后翻瓣及骨修整术
    C. 隧道成形术
    D. 引导组织再生术（GTR手术）
    E. 根向复位瓣及骨修整术

18. 手足口病的皮肤病变主要表现为
    A. 靶形红斑
    B. 结节红斑
    C. 皮肤水滴样大疱
    D. 蝶形红斑
    E. 红色斑丘疹

19. 患儿，女性，3岁。舌头花纹半年就诊。检查见舌背有2块红色剥脱区，直径5mm，剥脱区中央微凹陷，黏膜

充血发红、表面光滑，剥脱区周边表现为丝状舌乳头增厚、呈黄白色条带状分布。可诊断为

A. 毛舌　　　　B. 舌乳头炎

C. 萎缩性舌炎　D. 地图舌

E. 舌淀粉样变

20. 患者，男性，40 岁。唇红黏膜黑色素沉着就诊，并伴有食欲不振、体重减轻、血压下降。诊断可能是

A. 慢性肾上腺皮质功能减退症

B. 色素沉着息肉综合征

C. Albright 综合征

D. 甲状旁腺功能减退症

E. 库欣综合征

21. 常发出特殊腐败性臭味的疾病是

A. 黏膜梅毒斑　B. 疱疹性口炎

C. 坏死性龈口炎　D. 轻型阿弗他溃疡

E. 口腔扁平苔藓

22. 患儿，女性，7 岁。因上前牙外伤松动 1 日就诊，可见患儿面部对称，开口度正常，无软组织损伤。以下不是必要检查的是

A. 外伤牙视诊

B. 外伤牙松动度检查

C. 根尖片

D. 咬合创伤检查

E. 全口牙位曲面体层 X 线片

23. 适合每周使用一次的氟化钠漱口液的氟浓度为

A. 0.01%　　　B. 0.05%

C. 0.10%　　　D. 0.15%

E. 0.20%

24. 窝沟龋通常最先发生于

A. 窝沟顶　　　B. 窝沟底

C. 牙本质　　　D. 窝沟外

E. 窝沟壁

25. 患儿，男性，7 岁。右下后牙进食时有食物嵌塞痛两天。专科检查发现 46 牙咬合面有深大龋洞；根尖片显示牙根尚未发育完成，根尖孔开阔，未见牙根周围及根尖存在任何病理改变。对该患牙宜采取的治疗方案是

A. 直接盖髓术　　B. 间接盖髓术

C. 牙髓切断术　　D. 牙髓摘除术

E. 根尖诱导成形术

二、多选题：每道试题由 1 个题干和 5 个备选答案组成，题干在前，选项在后。选项 A、B、C、D、E 中至少有 2 个正确答案。

26. 非均质型口腔白斑包括

A. 斑块状　　　B. 颗粒状

C. 疣状　　　　D. 溃疡状

E. 皱纹纸状

27. 上颌第二双尖牙与上颌第一双尖牙的区别包括

A. 第二双尖牙的轮廓不如第一双尖牙锐突

B. 第二双尖牙近中颈部少有凹陷

C. 第二双尖牙颊舌两尖均偏近中

D. 第二双尖牙多为扁形单根，约60%不分叉

E. 第二双尖牙的颊面颈部比第一双尖牙窄

28. 关于根尖诱导成形术，叙述错误的是

A. 适用于年轻恒牙根尖部感染

B. 氢氧化钙糊剂不可超填

C. 根管消毒可用甲醛甲酚

D. 诱导成牙本质细胞样细胞分化并形成修复性牙本质

E. 术后定期复查，可做永久性根管充填

29. 唇腭裂的序列治疗包括

A. 唇、腭裂隙的关闭

B. 重建良好的腭咽闭合功能

C. 纠正牙、颌畸形，以改善其容貌及咬合

D. 语音训练

E. 精神心理治疗

30. 关于上颌骨阻力中心的位置，下列描述正确的是

A. 正中矢状面上

B. 梨状孔下缘

C. 梨状孔上缘

D. 第二双尖牙和第一磨牙之间

E. 第一磨牙和第二磨牙之间

31. 增加牙支持式可摘义齿固位力的方法有

A. 减小人工牙颊舌径

B. 适当降低咬合

C. 增加卡环的数目

D. 调整基牙间的分散程度

E. 调整就位道

32. 复合树脂固化的相关因素有

A. 光源波长
B. 树脂厚度

C. 光源角度
D. 光照时间

E. 充填材料透明度

33. 下列窝洞预备的原则中，正确的是

A. 不可完全去净腐质

B. 保护牙髓

C. 制备抗力形

D. 制备固位形

E. 窝洞点线角为钝角

34. 以下关于白合金焊的描述，正确的是

A. 白合金焊又称银焊

B. 白合金焊的主要成分是银

C. 白合金焊用于焊接镍铬合金时，应用硼砂作为焊媒

D. 白合金焊熔点为 650～750℃

E. 白合金焊可用于金合金焊接

35. 下列属于活动矫治器固位部分的是

A. 卡环
B. 塑料基托

C. 弹簧
D. 邻间钩

E. 短唇弓

36. 牙周炎的临床表现为

A. 牙周袋形成
B. 牙龈退缩

C. 牙龈发痒
D. 牙槽骨吸收

E. 牙松动

37. 根管充填的时机是

A. 无自觉症状
B. 无明显叩痛

C. 无异味
D. 无渗出

E. X 线显示根尖周骨质破坏已修复

38. 种植义齿的支持取决于

A. 种植体骨结合界面

B. 基桩的大小

C. 种植体数目、位置、分布

D. 植入种植体的尺寸和表面积

E. 骨密度

39. 活髓牙全冠粘固后很快出现过敏性疼痛，其主要原因是

A. 预备体表面过分吹干

B. 粘固剂刺激

C. 腐质未去净

D. 消毒剂刺激

E. 冠试戴时刺激

40. 龋病的非手术治疗是采用药物或再矿化等技术终止或消除龋病的治疗方法。其中药物治疗常选用氟化物，下面关于其作用机理正确的是

A. 局部使用氟化物后，氟离子可以进入釉质，与羟磷灰石作用，取代羟磷灰石中的羟基形成氟磷灰石，氟磷灰石对酸的抗性大于羟磷灰石，增强了釉质的抗酸性

B. 牙面氟浓度的增加可以改变唾液－牙齿界面发生的脱矿与再矿化过

程，促进早期龋再矿化

C. 釉质早期龋部位呈疏松多孔状态，局部摄取氟量较健康釉质多

D. 定期用氟化物处理早期龋损，使脱矿釉质沉积氟化物，促进再矿化，停止龋病早期病变

E. 氟化物与人体组织和细菌的蛋白结合形成沉淀，低浓度时有收敛、抑菌作用，高浓度时能杀灭细菌

41. 根尖周脓肿与牙周脓肿鉴别的要点包括

A. 疼痛的程度不同

B. 脓肿部位不同

C. 牙髓活力有无

D. 牙周袋的有无

E. 有无叩痛

42. 根管治疗过程中发生器械分离的可能原因是

A. 磨牙根管口处的牙本质悬突未去除

B. 牙本质肩领明显突出

C. 进入根管的直线通路未建立

D. 根管预备时越号扩锉

E. 根管预备器械螺纹变稀被拉伸

43. 治疗天疱疮在使用糖皮质激素的同时加用免疫抑制药物是为了

A. 减少激素用量

B. 减少激素副作用

C. 单用激素作用不够

D. 为了以后取代激素

E. 预防感染

44. 以下属于牙再植后愈合方式的是

A. 牙周膜愈合　　B. 骨性粘连

C. 置换性吸收　　D. 炎症性吸收

E. 纤维性粘连

45. 患儿，男性，8岁。6个月前诊断为低

磷酸酯酶症，关于其临床表现的描述可能正确的是

A. 牛牙样牙

B. 乳牙早失

C. 牙骨质发育不全

D. 颅内压增高性突眼

E. 腿骨畸形

三、共用题干单选题：以叙述一个以单一病人或家庭为中心的临床情景，提出2～6个相互独立的问题，问题可随病情的发展逐步增加部分新信息，每个问题只有1个正确答案，以考查临床综合能力。答题过程是不可逆的，即进入下一问后不能再返回修改所有前面的答案。

(46～49 共用题干)

患者，男性，20岁。因"前牙发黄"来诊。口腔检查：全口牙面有不规则白垩斑，探诊光滑，牙面无缺损，右上1、左上1牙唇面有黄斑，叩痛（-），冷、热刺激无异常。

46. 最可能的诊断是

A. 浅龋

B. 遗传性釉质发育不全

C. 氟牙症

D. 遗传性乳光牙本质

E. 四环素牙

47. 问诊内容应包括

A. 服药史　　　　B. 高氟区生活史

C. 外伤史　　　　D. 过敏史

E. 饮食嗜好

48. 引起患牙病损的主要原因是

A. 婴儿高热性疾病

B. 母亲妊娠期疾病

C. 发育期缺乏微量元素

D. 服用四环素类药

E. 人体氟摄入量过多

49. 首选的处理方法是
    A. 外脱色　　　　B. 贴面修复
    C. 再矿化治疗　　D. 内脱色
    E. 牙髓治疗

(50～53 共用题干)

　　患者，女性。因"左上中切牙外伤 1 小时"来诊。

50. 若该患者 10 岁，冠折露髓。首选的治疗是
    A. 直接盖髓术　　B. 活髓切断术
    C. 拔髓术　　　　D. 根管治疗术
    E. 塑化疗法

51. 若该患者 10 岁，冠折未露髓。首选的治疗是
    A. 脱敏治疗后复合树脂修复
    B. 活髓切断术
    C. 拔髓术
    D. 不处理
    E. 直接烤瓷冠修复

52. 若该患者 20 岁，冠折露髓。首选的治疗是
    A. 直接盖髓术　　B. 活髓切断术
    C. 拔髓术　　　　D. 根管治疗术
    E. 塑化疗法

53. 若该患者 20 岁，21 唇侧折断线位于龈上，舌侧部分折断线在龈下 3mm，牙周情况良好，不恰当的治疗方法是
    A. 切龈术
    B. 正畸牵引术
    C. 牙冠延长术
    D. 牙槽窝内牙根移位术
    E. 拔除

(54～56 共用题干)

　　患者，女性，51 岁。1 天前左侧后牙自发性痛，夜间加重。检查见 26 深龋洞。

54. 为确定患牙诊断应采取的最佳检查方法是
    A. 咬诊　　　　　B. 探诊
    C. X 线检查　　　D. 冷热诊
    E. 牙髓电活力测验

55. 牙髓温度测验（冷诊）最常用的温度范围是
    A. ＜10℃　　　　B. 15～20℃
    C. 25～30℃　　　D. 35～40℃
    E. 45～50℃

56. 牙髓活力测验的结果表示为
    A. 10、20、30、60、80
    B. 0°、1°、2°、3°、4°
    C. 正常、敏感、迟钝、无反应
    D. 0°、Ⅰ°、Ⅱ°、Ⅲ°
    E. （－）（±）（＋）（＋＋）（＋＋＋）

(57～59 共用题干)

　　患者，男性，25 岁。右下后牙冷刺激不适 1 个月，无自发痛、咬物痛。检查右下 6 𬌗面见中龋洞，探诊无不适，冷测同正常对照牙，冷水滴入龋洞内一过性敏感。X 线片示右下 6 龋损影至牙本质深层。

57. 该患者的初步诊断为
    A. 右下 6 牙本质敏感症
    B. 右下 6 牙体缺损
    C. 右下 6 慢性牙髓炎
    D. 右下 6 深龋
    E. 右下 6 中龋

58. 若右下 6 可去净软龋，则该患者目前合适的处理为
    A. 右下 6 去除大部分软龋，间接盖髓后垫底充填
    B. 右下 6 去净软龋，间接盖髓后垫底充填
    C. 右下 6 去净软龋后直接垫底充填
    D. 右下 6 完善根管治疗

E. 右下 6 去除大部分软龋后直接垫底充填

59. 关于右下 6 治疗过程中窝洞制备时常用的隔湿方法，错误的是
   A. 棉卷隔湿法　　B. 排龈法
   C. 橡皮障隔湿　　D. 吸唾器
   E. 开口器

（60~63 共用题干）

患者，女性，76 岁。因胸闷、憋气 7 天至医院治疗。既往有高血压 3 级，冠心病病史 10 余年，平时规律服用苯磺酸氨氯地平片，间断服用阿司匹林、呋塞米、螺内酯，否认食物、药物过敏史。给予赖诺普利片（起始剂量 5mg，q. n.）、阿司匹林肠溶片（0.1g，q. d.）、氢氯噻嗪片（50mg，q. d.）治疗。患者第 1 次服用赖诺普利片 30 分钟后，出现眼睑、下唇肿胀，继而发展至喉部水肿，表现为喉咙紧缩感、呼吸不畅、憋闷。

60. 结合病史及损害特点，考虑该病的诊断为
   A. 药物过敏性口炎
   B. 接触性口炎
   C. 荨麻疹
   D. 血管神经性水肿
   E. 天疱疮

61. 下列不属于该病特点的是
   A. 急性发病
   B. 好发部位为头面部疏松结缔组织处，上唇多见
   C. 局限性水肿，界限不清，触之质韧有弹性，无波动感
   D. 有复发性
   E. 病因多为牙源性细菌感染或其他口腔感染病灶

62. 需要与该病进行鉴别诊断的是
   A. 颌面部蜂窝织炎
   B. 荨麻疹
   C. 肉芽肿性唇炎
   D. 接触性口炎
   E. 类天疱疮

63. 如果患者已经诊断为"血管神经性水肿"，那么下列治疗不需要的是
   A. 口服抗生素
   B. 口服氯雷他定
   C. 轻者给予泼尼松治疗
   D. 重者给予氢化可的松治疗
   E. 局部曲安奈德注射

（64~65 共用题干）

患者，女性，36 岁。因右上尖牙根尖周炎行根管治疗，常规根管预备，根管消毒后暂封，随即出现右眼眶下区肿胀，质地柔软，无压痛，轻度捻发音。

64. 根据该症状可能诊断为
   A. 皮下血肿　　B. 过敏反应
   C. 皮下气肿　　D. 急性炎症
   E. 根尖周囊肿

65. 处理方法为
   A. 加压包扎
   B. 抗过敏治疗
   C. 观察并酌情给予抗生素
   D. 切开引流
   E. 根管再治疗

四、案例分析题：每道案例分析题有 3~12 问。每问的备选答案至少 6 个，最多 12 个，正确答案及错误答案的个数不定。考生每选对一个正确答案给 1 个得分点，选错一个扣 1 个得分点，直至扣至本问得分为 0，即不含得负分。案例分析题的答题过程是不可逆的，即进入下一问后不能再返回修改所有前面的答案。

（66~70 共用题干）

患者，男性，20 岁。因"右下后牙疼

痛 3 月余"来诊。口腔检查：右下 7 殆面深龋洞，洞内见食物残渣，探诊不适，叩痛（－）。余牙未见明显异常。

66. 为诊断患牙，不需要进行的检查是
    A. X 线片　　　　 B. 牙髓活力测试
    C. 染色检查　　　 D. 咬诊
    E. 试验性备洞　　 F. 选择性麻醉

67. 提示　患者冷、热测试为一过性疼痛。X 线片：右下 7 冠部低密度龋损影近髓，根尖周未见明显异常。患牙的诊断可能为
    A. 深龋　　　　　 B. 可复性牙髓炎
    C. 急性牙髓炎　　 D. 慢性牙髓炎
    E. 牙髓坏死　　　 F. 急性根尖周炎
    G. 慢性根尖周炎

68. 去腐治疗过程中，操作错误的是
    A. 裂钻开阔洞口，球钻去腐
    B. 慢速去腐，保持窝洞干燥，以使视野清晰
    C. 去腐中尽量减小压力
    D. 间断去腐
    E. 去腐中必须有水汽喷雾降温
    F. 去净腐质后，用探针沿洞底滑动，加压检测有无穿髓孔

69. 提示　腐质已去净，窝洞较深，备洞过程中激发痛不严重，拟行垫底后树脂充填。关于垫底操作，叙述正确的有
    A. 氧化锌－丁香油粘固剂垫底
    B. 氢氧化钙衬洞后磷酸锌粘固剂垫底
    C. 聚羧酸锌粘固剂垫底
    D. 磷酸锌粘固剂垫底
    E. 玻璃离子粘固剂垫底
    F. 氢氧化钙衬洞后玻璃离子粘固剂垫底

70. 提示　2 天后患者复诊，诉右下后牙疼痛。本次牙痛的原因可能是

    A. 备洞过程中对牙髓的物理刺激
    B. 小的穿髓孔没发现
    C. 充填材料对牙髓的慢性刺激
    D. 充填物过高，咬合时出现早接触
    E. 继发龋
    F. 牙龈发炎

（71~74 共用题干）
　　患者，女性，61 岁。半月来出现牙龈肿痛，1 年前曾有过肿痛，但未治疗。检查 26 颊侧牙龈肿胀，查及一窦道开口，颊侧中央及近中、远中、舌侧探及 5~6mm 的牙周袋。

71. 该患牙可能的诊断是
    A. 急性牙髓炎
    B. 慢性牙髓炎
    C. 急性根尖周炎
    D. 慢性根尖周炎
    E. 根分叉病变
    F. 牙周－牙髓联合病变

72. 为明确诊断，应做的一项重要检查是
    A. 探诊
    B. 牙齿松动度
    C. 窦道口插入牙胶尖拍摄 X 线示踪片
    D. 根分叉的探查
    E. 探诊龈下牙石
    F. 牙周袋插入牙胶尖拍摄 X 线片

73. 对该患牙进行探诊，下列说法正确的是
    A. 探诊检查的对象包括牙齿、牙周和窦道等
    B. 探诊可准确区别活髓牙和死髓牙
    C. 探诊可区分牙髓炎症的阶段
    D. 牙周探诊时探针与牙体长轴方向平行
    E. 牙周探诊时对 6 个位点进行检查
    F. 探诊时力度适中

74. 对患牙拟行牙髓电活力测验，下列说

法错误的是

A. 用于判断该患牙牙髓是否有炎症

B. 用于判断该患牙牙髓是死髓还是活髓

C. 安装心脏起搏器的患者禁用

D. 根管内过度钙化的牙齿可能无反应

E. 根尖未发育完全的牙齿可能无反应

F. 该测试可靠性强，不会出现假阴性结果

（75～78 共用题干）

患者，男性，21 岁。左上后牙冷热刺激疼痛 10 日，无自发痛和夜间痛。检查：左上 6 远中颈部可探及深龋洞，冷诊有一过性疼痛，叩痛（±），无松动，龈稍红，余牙体无明显龋病病损。

75. 本例可能诊断为

A. 左上 6 慢性根尖周炎

B. 左上 6 急性牙髓炎

C. 左上 6 深龋

D. 左上 6 慢性牙髓炎

E. 左上 6 牙本质敏感症

F. 左上 6 急性根尖周炎

76. 本例患者行树脂充填治疗后 5 天自觉患牙部位出现持续性自发性疼痛，颌面放射痛，夜间痛，冷测持续性激发痛，患者出现这种症状可能的原因有

A. 治疗后牙髓正常的反应

B. 医生治疗时未发现小穿髓孔

C. 充填物形成悬突

D. 术中器械伤及牙龈

E. 牙齿外形恢复不良，造成食物嵌塞

F. 充填物过高，咬𬌗时早接触

77. 针对上题的情况，左上 6 的治疗需要进行

A. 根管治疗术　　B. 冠髓切断术

C. 直接盖髓术　　D. 根尖诱导成形术

E. 牙髓塑化治疗　F. 活髓保存治疗

78. 治疗过程中为防止根管预备过程中唾液的污染及冲洗液的误吞误吸，可选用橡皮障隔湿，橡皮障的优点有

A. 保护口腔黏膜、舌等口腔软组织

B. 使术野更加清晰，提高术者工作效率

C. 防止异物误吞误吸

D. 防止医源性交叉感染

E. 防止术区感染

F. 有利于显微根管治疗术的操作

（79～84 共用题干）

患者，女性，40 岁。上前牙牙龈反复出现脓疱 2 年。自述上前牙于多年前行根管治疗，近 2 年牙龈反复长脓包，伴有牙龈肿痛。检查：22 见全冠修复体，边缘密合，叩痛（±），无松动，牙周探诊正常。23 牙冠变色，切端中度磨损，叩痛（±），无松动，牙周探诊正常，温度和电活力测验均无反应。22、23 间近根尖部唇侧黏膜见一窦道口。

79. 为确诊窦道的病源牙，首先考虑的影像学检查是

A. 全景片　　　　B. 咬翼片

C. 咬合片　　　　D. 偏位投照根尖片

E. 诊断丝根尖片　F. 锥形束 CT

80. 影像学检查示 22 桩核冠修复体，根管恰填，根尖部见圆形透射影，10mm×15mm，边界清晰，可见致密白线环绕。23 根管影像模糊，根尖周未见明显透射影。最可能的诊断是

A. 22 慢性根尖周脓肿，23 慢性牙髓炎

B. 22 慢性根尖周脓肿，23 牙髓坏死

C. 22 根尖周囊肿，23 慢性牙髓炎

D. 22 根尖周囊肿，23 牙髓坏死

E. 22 根尖周肉芽肿，23 慢性牙髓炎

F. 22 根尖周肉芽肿，23 牙髓坏死

81. 导致 23 牙髓受损的原因最可能是
    A. 外伤　　　　B. 牙体磨损
    C. 牙周疾病　　D. 咬合创伤
    E. 牙隐裂　　　F. 牙纵裂

82. 拟行 22 显微根尖手术，关于瓣膜设计正确的是
    A. 如附着龈较短，可采用扇形瓣
    B. 如根尖周病变较大，不建议采用扇形瓣
    C. 可采用矩形瓣，优点为视野好，组织愈合快
    D. 可采用三角形瓣，优点为组织瓣血供破坏较小
    E. 垂直切口应靠近牙中轴，切到膜龈联合处
    F. 如牙龈无明显炎症，可采用龈沟内切口

83. 本次根尖手术中，最可能损伤到的重要解剖结构是
    A. 唇系带　　　　B. 腭前动脉
    C. 腭前神经　　　D. 眶下神经
    E. 上牙槽中神经　F. 鼻底

84. 根尖手术的术后护理需注意的事项包括
    A. 生理盐水纱布轻压术区 10～15 分钟
    B. 可用冰袋在颊部或下颌轻压术区 30 分钟
    C. 术后常规服用 3 天抗生素
    D. 术后 6、12、24 个月应进行复查
    E. 术后第 2 天用氯己定溶液含漱
    F. 术后 7～14 天拆线

（85～88 共用题干）

患者，女性，54 岁。主诉口腔反复起疱溃烂 2 年，不能自行愈合。临床检查：上下颌牙龈见较多散在糜烂面，探诊（-），左上颌牙龈黏膜见一个完整水疱，

Nikolsky 征（-）。胸部及腋下皮肤见张力性水疱，Nikolsky 征（-），疱壁厚不易破。

85. 结合病史及损害特点，考虑该病例的诊断是
    A. 多形红斑
    B. 黏液腺囊肿
    C. 寻常型天疱疮
    D. 良性黏膜类天疱疮
    E. 大疱性类天疱疮
    F. 疱疹性口炎

86. 该类疾病的组织病理学特点是
    A. 上皮下疱
    B. 棘层松解，上皮内疱
    C. 上皮层坏死崩解，钉突消失
    D. 上皮角化不全，固有层淋巴细胞带状浸润
    E. 基底层细胞液化变性
    F. 上皮过度角化

87. 若要明确诊断，应进一步进行的检查包括
    A. 直接免疫荧光检查
    B. 间接免疫荧光检查
    C. 血常规
    D. 尿常规
    E. 组织病理学检查
    F. 肝肾功能检查

88. 对该类疾病的局部治疗药物首选
    A. 抗生素　　　　B. 昆明山海棠
    C. 干扰素　　　　D. 糖皮质激素制剂
    E. 维生素　　　　F. 转移因子

（89～92 共用题干）

患儿，男性，4 岁。全口乳牙松动，上下颌乳前牙脱落，检查全口牙龈普遍红肿，部分牙龈退缩，有深牙周袋。

89. 为明确诊断应进一步进行的检查有
    A. 皮肤

B. 眼睛

C. 头颅 X 线检查

D. 全口牙位曲面体层 X 线片

E. 血常规

F. 血生化

90. 提示 进一步检查发现双侧手掌皮肤红斑、轻度角化，双侧脚掌皮肤角化，血常规正常，血清 ALP 水平正常，组织蛋白酶 C 活性降低，X 线片显示牙槽突重度破坏。可能的疾病为

A. 硬皮病

B. 组织细胞增多症

C. 低磷酸酯酶症

D. 粒细胞减少症

E. 掌跖角化 – 牙周破坏综合征

F. 青少年牙周炎

91. 口腔治疗措施包括

A. 牙周洁治　　　 B. 牙周刮治

C. 牙周手术　　　 D. 松动牙固定

E. 拔除患牙　　　 F. 口服抗生素

92. 下列关于该疾病的临床表现的叙述，正确的是

A. 恒牙萌出后相继发生牙周破坏

B. 患儿智力及身体发育异常

C. 乳牙萌出后不久即可发生深牙周袋

D. 皮损及牙周病变常在 4 岁前出现

E. 特点是手掌和脚掌部位的皮肤过度角化、皲裂和脱屑

F. 患者牙周主要菌群与慢性牙周炎相似，但在根尖部的牙周袋内有大量螺旋体聚集

（93~96 共用题干）

患儿，男性，10 岁。因上前牙外伤 1 天就诊，检查发现患儿处于混合牙列期，11 完全萌出，叩诊不适，无松动，唇侧牙龈红肿。21 完全萌出，牙冠完整，较 11 牙冠伸长，腭向移位，松动Ⅲ度，龈沟内

出血。12 部分萌出，叩诊不适，无松动，唇侧牙龈红肿。22 牙冠明显短于 12，切端釉质折裂，近远中方向扭转，无叩痛，叩诊高调金属音，无松动，唇侧牙龈触痛明显。

93. 关于患儿的诊断正确的是

A. 11 牙震荡　　　 B. 21 部分脱出

C. 12 牙震荡　　　 D. 22 牙挫入

E. 22 釉质折裂　　 F. 22 简单冠折

94. X 线片示 21 牙周膜间隙增宽，牙根发育完成；22 牙周膜间隙丧失，根周膜模糊不清，牙根发育Ⅶ期；余未见明显异常。首诊处理应为

A. 11 暂观察　　　 B. 12 暂观察

C. 21 复位固定　　 D. 22 暂观察

E. 22 正畸牵引　　 F. 22 外科牵引

95. 复位固定治疗过程中应注意

A. 局麻下进行

B. 可直接进行

C. 手法轻柔

D. 弹性固定

E. 坚固固定

F. 通常需固定 5 颗牙齿

96. 复位固定时间为

A. 1 周　　　　　 B. 2 周

C. 3 周　　　　　 D. 4 周

E. 5 周　　　　　 F. 6 周

（97~100 共用题干）

患儿，男性，7 岁。主诉"小下巴"1 年。检查：面部左右对称，侧面型为凸面型，下颌后缩，上前牙唇侧倾斜，下前牙舌侧倾斜，深覆盖。有口腔不良习惯。

97. 造成该患儿错𬌗畸形的口腔不良习惯可能是

A. 吮指　　　　　 B. 吐舌

C. 咬下唇　　　　 D. 咬上唇

E. 口呼吸　　　　 F. 夜磨牙

98. 若家长诉该患儿有上前牙包下唇习惯，适用于破除该患儿口腔不良习惯的方法是
    A. 说教法
    B. 前庭盾
    C. 唇挡
    D. 带腭珠的上颌固定矫治器
    E. 上颌扩弓矫治器
    F. 下唇涂苦味剂

99. 若要对患儿的下颌后缩类型进行准确诊断，需要进行的辅助检查是
    A. 船翼片
    B. 全口牙位曲面体层 X 线片
    C. 头颅定位侧位片

D. CBCT
E. 根尖片
F. 头颅定位正位片

100. 若根据上述检查证实患儿上前牙唇侧倾斜，上颌骨发育正常，下颌骨发育不足，可采用的矫治器是
    A. 上颌螺旋扩弓器扩宽牙弓，双曲唇弓内收前牙
    B. 前庭盾
    C. 斜导
    D. Activator
    E. Twin－block
    F. FR Ⅲ

全真模拟试卷（三）

一、单选题：每道试题由 1 个题干和 5 个备选答案组成，题干在前，选项在后。选项 A、B、C、D、E 中只有 1 个为正确答案，其余均为干扰选项。

1. 关于牙周病的探诊，叙述错误的是
    A. 外侧壁坚韧的牙周袋探诊时仍有可能出血
    B. 袋内壁溃疡仅见于深牙周袋
    C. 炎症牙龈呈暗红色的实质是局部血液循环阻塞
    D. 暴露于牙周袋内的根面壁易发生根面龋
    E. 脱矿的根面壁因牙龈退缩暴露于口腔，可发生再矿化

2. 慢性牙周炎患者可能出现的伴发病变不包括
    A. 牙周脓肿　　　　B. 根分叉病变
    C. 继发性𬌗创伤　　D. 牙周袋形成
    E. 逆行性牙髓炎

3. 关于上颌侧切牙的髓腔结构，叙述正确的是
    A. 根管直径与中切牙一样
    B. 平均长度 21mm
    C. 冠根比例为 1.00：1.47
    D. 根尖 1/3 稍偏向近中
    E. 25% 有侧支根

4. 后牙锁𬌗属哪个方向的不调
    A. 矢状向不调
    B. 横向不调
    C. 垂直向不调
    D. 矢状向不调伴垂直向不调
    E. 矢状向不调伴横向不调

5. 关于上颌第一磨牙根管的解剖，叙述正确的是
    A. 两个颊根管口彼此约呈 45°角
    B. 远颊根管口位于髓室底的最颊侧
    C. 近颊出现 2 个根管的比例约为 80%
    D. 侧支根管发生率为 55%
    E. 根分叉处副根管的发生率为 20%

6. 根分叉病变的主要原因是
    A. 坏死的牙龈　　　B. 咬合创伤
    C. 菌斑　　　　　　D. 外伤
    E. 釉突

7. 牙本质过敏的首选治疗方法是
    A. 药物脱敏　　　　B. 牙髓治疗
    C. 垫底充填　　　　D. 树脂充填
    E. 冠修复

8. 牙髓切断术的适应证包括
    A. 因机械性或外伤性露髓的成熟恒牙
    B. 根尖已发育完全，机械性或外伤性露髓，穿髓孔直径不超过 0.5mm 的恒牙
    C. 龋源性、外伤性或机械性露髓，根尖未发育完成的年轻恒牙
    D. 龋源性露髓的乳牙
    E. 根尖已发育完全，机械性或外伤性露髓，穿髓孔直径不超过 1.0mm 的恒牙

9. 牙周炎和牙龈炎的主要区别为是否有
    A. 牙龈增生　　　　B. 牙龈红肿
    C. 牙龈出血　　　　D. 附着丧失
    E. 牙龈坏死

10. 颏下部皮肤发生带状疱疹，说明损害

累及三叉神经的

A. 第一支

B. 第二支

C. 第三支

D. 第一支及第二支

E. 第二支及第三支

11. 切开引流的绝对指征是

A. 感染早期即应行切开引流术

B. 局部肿胀、疼痛

C. 有凹陷性水肿，波动感或穿刺有脓

D. 脓肿已穿破，但局部仍有疼痛

E. 牙源性感染 1 周以后

12. 患者 3 年前右上 6 因龋病进行充填治疗，现牙体折裂，最不可能的原因是

A. 未降低咬合保护薄壁弱尖

B. 点线角锐利出现应力集中

C. 侧向运动受力过大

D. 未去除无基釉

E. 未制备釉质斜面增加粘结面积

13. 患者，男性，42 岁。左下后牙因深龋行复合树脂充填术后一周出现自发痛。检查：37 远中𬌗面树脂充填物，叩痛（±），无松动，冷诊激发痛，持续约30 秒，龈无异常。X 线片显示 37 远中𬌗面高密度影像达近髓牙本质层，近中根管呈 S 形弯曲。诊断为 37 急性牙髓炎，拟行 37 根管治疗，在近中根管预备过程中正确的做法是

A. 预弯 10# K 锉建立根管通路并测量工作长度，根据此长度完成根管预备

B. 采用小号镍钛手用器械建立根管通路

C. 建立根管通路后，选择高弹性模量的镍钛机动器械进行预备

D. 对根管冠部充分预敞后再进行根管中下段预备

E. 重点预备弯曲部的内侧壁，以预防根管壁穿孔

14. 下列因素中，一般不会成为根尖周炎诱因的是

A. 根管内封甲醛甲酚时，棉捻过饱和

B. 根管器械超出根尖孔

C. 封失活剂时间过长

D. 根管充填时根充材料超出根尖孔

E. 窦道未消除的情况下进行根管充填

15. 患儿，男性，9 岁。11 切端 1/2 冠折，已行根管治疗，该患者可行的最佳修复是

A. 树脂美容修复

B. 普通金属烤瓷冠

C. 全瓷冠

D. 贵金属烤瓷冠

E. 金属冠

16. 患者，女性，25 岁。因牙齿松动 1 年就诊，经病史采集及检查发现患者牙周破坏严重，且伴有其他遗传性疾病。以下疾病中与早期的重度牙周破坏无关的是

A. 白细胞黏附缺陷症

B. 低磷酸酯酶症

C. 白化病

D. 先天性中性粒细胞减少症

E. 掌跖角化 – 牙周破坏综合征

17. 患者，男性，50 岁。因上下前牙牙龈肿大 3 个月就诊。无疼痛，无刷牙出血。检查：上下前牙龈乳头增生呈结节状，菌斑堆积，龈乳头水肿暗红。自诉有高血压病史 5 年，并按医嘱服药，具体不详。最可能的诊断为

A. 菌斑性龈炎

B. 药物性牙龈肥大

C. 牙龈瘤

D. 遗传性牙龈纤维瘤病

E. 白血病的牙龈病损

E. 组织病理学检查

18. 患者，女性，37 岁。右侧牙自发痛 3 天。有放射痛、夜间痛。检查：患牙无明显龋损及其他牙体硬组织疾病，16 牙探及深牙周袋达根尖，温度刺激有激发痛，松动Ⅱ度，叩诊（＋）。该牙最可能的诊断是

   A. 急性牙周脓肿　　B. 慢性牙龈炎

   C. 逆行性牙髓炎　　D. 急性根尖周炎

   E. 残髓炎

19. 非牙源性颌骨内囊肿和各型慢性根尖周炎的鉴别点是

   A. 观察口腔内有无龋齿

   B. 牙齿松动移位史

   C. 皮肤或黏膜表面的肿胀范围的大小

   D. 患牙根尖区黏膜表面反复肿胀史

   E. 病变涉及患牙的牙髓活力及根尖牙周膜影像是否连续

20. 下列选项中，不是血管神经性水肿发病诱因的是

   A. 紧张　　　　　B. 食物

   C. 药物　　　　　D. 病毒

   E. 外伤

21. 酶联免疫吸附试验（ELISA）对诊断天疱疮具有重要意义，黏膜主导型寻常型天疱疮的主要抗体是

   A. IgA　　　　　B. IgG

   C. Dsg1　　　　 D. C3

   E. Dsg3

22. 患者，女性，58 岁。口腔黏膜反复起疱半年，疱破后出现疼痛。可显示棘细胞间抗细胞粘接物质的抗体的方法是

   A. 间接免疫荧光检查

   B. 直接免疫荧光检查

   C. 血清免疫球蛋白检查

   D. 脱落细胞培养

23. 患儿，男性，8 岁。因牙齿一直未替换就诊，检查可见患儿为混合牙列，16、26 萌出 1/3，其余乳牙均未替换，未见龋坏，无松动。此时应对患儿进行的 X 线检查是

   A. 根尖片

   B. CBCT

   C. 咬合翼片

   D. 全口牙位曲面体层 X 线片

   E. 上颌前部殆片

24. 患儿，女性，6 岁。左上后牙烂牙，咀嚼不适。检查：64 邻殆面大面积龋，邻面缺损至龈下，探诊无不适，叩痛（±），松动Ⅱ度，龈红肿见瘘管。X 线片示 64 牙根吸收大于 1/2，根分叉及根尖大面积暗影累及 24 牙胚。64 首选的治疗方法为

   A. 拔除，创口愈合后做间隙保持器

   B. 口服抗生素，溃疡局部涂 2% 碘甘油

   C. 根管治疗

   D. 活髓切断术

   E. 开髓开放

25. 窝沟发生龋损的特点为

   A. 在窝沟侧壁产生损害，最后扩散至基底

   B. 从窝沟基底部开始

   C. 龋损沿任意方向发展

   D. 龋损垂直于釉牙本质界发展

   E. 窝沟龋早期在釉质表面即有明显破坏

二、多选题：每道试题由 1 个题干和 5 个备选答案组成，题干在前，选项在后。选项 A、B、C、D、E 中至少有 2 个正确答案。

26. 口腔疾病二级预防的内容包括

A. 定期口腔检查　B. X 线辅助诊断

C. 窝沟封闭　　　D. 早期诊断

E. 早期预防

27. 关于中性多形核白细胞（PMN）与牙周病的关系，叙述正确的是

A. PMN 是牙周组织重要的防御细胞

B. PMN 与牙周组织破坏无关

C. PMN 可穿越袋上皮进入龈沟

D. PMN 的数量和功能不足与牙周病有关

E. 局部和全身因素可通过影响 PMN 的功能，从而影响牙周病的发生

28. 牙拔除术中发现牙根进入上颌窦后，应进行的操作是

A. 让患者口服抗菌药物

B. 拍 X 线片

C. 尽快设法从穿孔处掏根

D. 冲洗上颌窦

E. 开窗取根

29. 以下关于全冠咬合面的描述正确的是

A. 必须恢复原有的𬌗面大小和形态

B. 应与邻牙𬌗面形态相协调

C. 应与对颌牙𬌗面形态相协调

D. 𬌗力方向接近牙齿长轴

E. 无早接触

30. 造成牙龈退缩的原因有

A. 横刷牙法刷牙　B. Bass 法刷牙

C. 牙周炎症　　　D. 𬌗创伤

E. 不良修复体

31. 恒牙正常咬合时下述关系正常的是

A. 上颌第一恒磨牙的近中舌尖咬触于下颌第一恒磨牙的中央窝

B. 上颌第二前磨牙的舌尖咬触于下颌第一恒磨牙的中央窝上

C. 上颌第一恒磨牙的远中颊尖咬触于下颌第一恒磨牙的颊沟上

D. 下颌中切牙和上颌第三磨牙与对𬌗牙是 1 牙对 1 牙的接触关系

E. 下颌尖牙咬触于上颌侧切牙与上尖牙之间

32. 单颌牙弓夹板固定法适用于

A. 无移位的单线性骨折

B. 移位少的单线性骨折

C. 移位少的多发性骨折

D. 无移位的粉碎性骨折

E. 移位少的粉碎性骨折

33. 可摘局部义齿的基托作用包括

A. 将义齿各个部分连接在一起

B. 提供人工牙排列附着

C. 传导和分散𬌗力

D. 间接固位作用

E. 固定基牙

34. 菌斑控制的方法有

A. 刷牙　　　　B. 切龈术

C. 洁治术　　　D. 含漱剂

E. 牙周夹板

35. 牙周膜的血管来源于

A. 牙龈的血管

B. 牙髓动脉

C. 上、下牙槽动脉分支进入牙槽骨

D. 上、下牙槽动脉进入根尖孔前的分支

E. 牙槽静脉

36. 关于口腔颌面外科清创缝合的原则，正确的是

A. 彻底清创但应尽量保留尚有生机的组织

B. 伤后24 小时以后的创口均能进行初期缝合

C. 组织器官与解剖标志应准确对位

D. 操作要轻柔，缝合应细致，以免加重畸形与功能障碍

E. 清创缝合时应注意面部容貌及功能的整复与重建

37. 下列情况可以做根管治疗的是
    A. 近 5 个月患有心肌梗死的患者
    B. 糖尿病患者
    C. 牙科焦虑症患者
    D. 艾滋病患者
    E. 妊娠中期的孕妇

38. 以下关于显微根尖手术的描述正确的是
    A. 根尖手术最关键的环节在于对根端的处理
    B. 根尖切除截面与牙根长轴约呈 45° 角
    C. 根尖切除长度约为 3mm
    D. 根尖倒预备深度至少为 3mm
    E. 根尖倒充填材料首选玻璃离子水门汀

39. 按照 2018 年牙周病新分类，牙周炎分期Ⅲ期的指标包括
    A. 临床附着丧失≥5mm
    B. 临床附着丧失 3～4mm
    C. 最大探诊深度≤6mm
    D. 垂直骨吸收≥3mm
    E. 根分叉病变Ⅱ度或Ⅲ度

40. 患者，男性，46 岁。主诉 21 种植修复 3 年牙龈退缩，临床检查 21 种植体修复，唇侧牙龈退缩约 5mm，邻面无明显牙槽骨吸收且龈乳头完好。其可能的病因是
    A. 骨开裂
    B. 种植体植入位置偏唇侧
    C. 过重负荷
    D. 薄龈型牙龈组织
    E. 粘结剂残留造成的种植体周炎

41. 下列关于口腔黏膜下纤维性变的说法，正确的是

A. 多为良性病变，较少发展成癌症
B. 病理主要表现为胶原纤维变性、上皮萎缩、出现细胞空泡变性
C. 患者多无自觉症状
D. 与吸烟、咀嚼槟榔、进食刺激性食物等相关
E. 治疗该疾病首先应去除致病因素

42. 以下关于乳牙外伤的描述正确的是
    A. 乳牙外伤约一半发生于 1～2 岁的儿童
    B. 乳牙外伤常见的是牙齿移位
    C. 乳牙外伤最常见的是牙齿折断
    D. 乳牙挫入对儿童危害最大
    E. 乳牙外伤可能导致继承恒牙发育萌出障碍

43. 乳牙根管治疗术的根管充填药物不包括
    A. 氢氧化钙制剂　　B. Vi－tapex
    C. MTA　　　　　　 D. iRoot SP
    E. 根充糊剂及牙胶尖

44. 关于年轻恒牙复杂冠折以下说法正确的是
    A. 若露髓孔不大，外伤时间短，可以行直接盖髓术
    B. 牙髓切断术是治疗年轻恒牙外伤露髓的首选方法
    C. 牙髓切断术只能在外伤后短时间内进行
    D. 断冠再接术是一种过渡性修复方式
    E. 牙髓坏死后不能行牙髓血运重建术

45. 以下属于专业用氟的是
    A. 1.23% 氟化泡沫
    B. 1.23% 含氟凝胶
    C. 0.9% 含氟涂料
    D. 38% 氟化氨银
    E. 0.05% 氟水漱口

三、共用题干单选题：以叙述一个以单一病人或家庭为中心的临床情景，提出 2~6 个相互独立的问题，问题可随病情的发展逐步增加部分新信息，每个问题只有 1 个正确答案，以考查临床综合能力。答题过程是不可逆的，即进入下一问后不能再返回修改所有前面的答案。

（46~48 共用题干）

患者，女性，32 岁。近两日来左侧牙痛不能定位，夜间无法入睡，疼痛放射左侧整个面部，检查左侧上、下后牙有银汞充填体。

46. 该病例最可能的诊断为
    A. 急性牙髓炎
    B. 急性根尖炎
    C. 三叉神经痛
    D. 急性上颌窦炎
    E. 残髓炎

47. 最容易提供诊断依据的检查是
    A. X 线片　　　　B. 温度试验
    C. 牙髓活力测验　D. 松动度检查
    E. 叩诊

48. 当日应首先做的处理是
    A. 局部麻醉下开髓封失活剂
    B. 全身应用大量抗生素
    C. 针灸止痛
    D. 局部麻醉封闭止痛
    E. 根管治疗

（49~52 共用题干）

患者，男性，56 岁。1|1 缺失，牙槽嵴丰满，唇侧倒凹较大，拟行可摘局部义齿修复，4|4 为基牙。

49. 为减少唇侧倒凹，有利于美观，确定共同就位道时，应该将模型倾斜的方向是
    A. 向左倾斜

B. 向右倾斜
C. 模型平放不倾斜
D. 向后倾斜
E. 向前倾斜

50. 基牙应该选择的固位体是
    A. 对半卡环　　B. 间隙卡环
    C. 下返卡环　　D. 圈形卡环
    E. 三臂卡环

51. 在隙卡沟预备时，要求底边应该是
    A. 尖形　　　　B. 直线形
    C. 圆形　　　　D. 点形
    E. 刃形

52. 按肯氏分类，该患者应该属于
    A. 第一类　　　B. 第二类
    C. 第三类　　　D. 第四类
    E. 第五类

（53~55 共用题干）

患者，男性，18 岁。因牙齿酸痛就诊。口腔检查可见 36 近中邻面黑褐色改变，探诊可将探针勾住，叩诊无不适，X 线片可见透射影局限在牙本质外 1/3 层以内。46 近中邻面呈深褐色改变，探针可探入洞内，冷刺激进入洞内一过性敏感，X 线片显示低密度透射影达牙本质浅层。

53. 46 的临床诊断为
    A. 釉质早期龋　　B. 中龋
    C. 深龋　　　　　D. 牙本质敏感症
    E. 釉质发育不全

54. 对于 46，首选的治疗方案应为
    A. 药物治疗
    B. 再矿化治疗
    C. 预防性树脂充填
    D. 浸润治疗
    E. 充填治疗

55. 对于 36，首选的治疗方法是
    A. 药物治疗

B. 再矿化治疗

C. 预防性树脂充填

D. 浸润治疗

E. 充填治疗

（56~58 共用题干）

患者，女性，20岁。右上前牙长期咀嚼不适，近半年牙体变色。两年前曾做过正畸治疗。口腔检查：11 牙体变色，无明显龋损及其他牙体硬组织病变。叩诊（+），松动Ⅰ度，牙髓电活力测验（-），牙周未见明显异常。X 线片示 11 根尖周见圆形透射影区，边界清楚，由一圈致密骨组成的阻射白线围绕。

56. 最可能的临床诊断为

A. 牙髓坏死

B. 根尖周囊肿

C. 根尖周肉芽肿

D. 慢性根尖周脓肿

E. 根尖周致密性骨炎

57. 根管治疗后冠修复时机的选择需要考虑的因素除外

A. 根管治疗术后的时间

B. 原发疾病的诊断

C. 根尖周病变的大小

D. 是否有牙周－牙髓联合病变

E. 咬合关系

58. 经过成功的根管治疗后，首选的修复方法是

A. 复合树脂贴面

B. 髓腔内漂白＋复合树脂充填

C. 瓷贴面

D. 全瓷冠修复

E. 烤瓷全冠修复

（59~62 共用题干）

患儿，男性，4岁。右下第一乳磨牙近中殆面釉质龋。由于其居住在偏远山区，居住地没有通电，去医院治疗路途遥远。口腔预防小分队正好在该男孩居住的村庄开展口腔预防保健工作，拟对该患儿做非创伤性治疗。

59. 在扩大洞形去除无基釉时用的器械是

A. 金刚砂车针　　B. 涡轮车针

C. 镰形探针　　　D. 挖匙

E. 锄形器

60. 清洁窝洞用的处理剂是

A. 10% 弱聚丙烯酸

B. 15% 弱聚丙烯酸

C. 20% 弱聚丙烯酸

D. 25% 弱聚丙烯酸

E. 30% 弱聚丙烯酸

61. 调拌玻璃离子粉和液混合的时间不应超过

A. 30 秒　　　　B. 40 秒

C. 50 秒　　　　D. 60 秒

E. 70 秒

62. 将玻璃离子材料放入龋洞后需用手指压迫

A. 约 10 秒　　　B. 约 20 秒

C. 约 30 秒　　　D. 约 40 秒

E. 约 50 秒

（63~65 共用题干）

患者，女性，40岁。右下 6 检查发现颊舌侧均有Ⅱ度根分叉病变，PD = 5~6mm，BI = 3~4，无松动。

63. 对于该病例应该采取的治疗策略正确的是

A. 直接进行牙周翻瓣术

B. 进行牙周基础治疗后 2~3 个月复查牙周状况

C. 进行根向复位瓣术暴露根分叉区

D. 进行牙周基础治疗后行牙半切术

E. 进行牙周基础治疗后行截根术

64. 提示　该患者已完善牙周基础治疗，

复查仍发现右下 6 颊舌侧均有 II 度根分叉病变，PD = 5 ~ 6mm，BI = 3 ~ 4，无松动。X - ray 显示右下 6 近远中牙槽骨水平吸收约 20%，根分叉区牙槽骨影像正常。若该病例根柱较长，牙龈能充分覆盖根分叉开口处，水平探诊深度不超过 3mm。对该病例采取进一步治疗策略最佳的选择是

A. 行隧道成形术暴露根分叉区便于菌斑控制

B. 行牙半切术消除根分叉病变，并行联冠修复

C. 行引导组织再生术

D. 行牙周翻瓣术清创

E. 多次进行牙周基础治疗刮除根面牙骨质

65. 关于引导组织再生术（GTR）治疗磨牙根分叉病变，以下说法正确的是

A. GTR 治疗下颌磨牙 III 度根分叉病变可取得良好的疗效

B. 系统性、局部性的不利因素对 GTR 疗效影响不大

C. 应根据 Glickman 分度指导临床选择根分叉病变的治疗方法

D. GTR 治疗上颌磨牙/前磨牙 III 度根分叉病变的证据仅来自个别病例报告，临床效果不能预测

E. GTR 治疗若采用可吸收膜，则后期基本不需要进行二次手术

四、案例分析题：每道案例分析题有 3 ~ 12 问。每问的备选答案至少 6 个，最多 12 个，正确答案及错误答案的个数不定。考生每选对一个正确答案给 1 个得分点，选错一个扣 1 个得分点，直至扣至本问得分为 0，即不含得负分。案例分析题的答题过程是不可逆的，即进入下一问后不能再返回修改

所有前面的答案。

（66 ~ 68 共用题干）

患者，男性，56 岁。因"右下颌后牙疼痛 1 周，冷刺激加重"来诊。口腔检查：右下 6 牙周袋深 9mm，松动 II 度。

66. 右下 6 的诊断可能是

A. 慢性牙周炎   B. 逆行性牙髓炎

C. 慢性牙龈炎   D. 急性根尖周炎

E. 牙髓坏死   F. 慢性根尖周炎

67. 为明确诊断还需进行的检查有

A. 牙齿 X 线片

B. 牙髓冷、热测试

C. 牙髓活力电测试

D. 咬诊

E. 牙体染色检查

F. 有无牙体疾患

68. 右下 6 的治疗是

A. 如牙髓活力正常，该患牙可先行牙周治疗

B. 如果是牙髓病变引起的牙周 - 牙髓联合病变，患牙只需进行根管治疗

C. 逆行性牙髓炎，建议拔除患牙

D. 如该牙牙髓活力降低，可同时进行牙髓治疗和牙周治疗

E. 牙周 - 牙髓联合病变的患牙能否保留，主要取决于牙髓病变的程度

F. 暂时观察，不需治疗

（69 ~ 72 共用题干）

患儿，男性，8 岁。因"右下后牙甜刺激酸痛 7 天"来诊。口腔检查：右下 6 𬌗面透黑，探诊（－），叩痛（－），牙龈正常。

69. 为明确诊断，应进行的检查项目有

A. X 线片

B. 牙髓温度测验

C. 牙髓活力电测试

D. 咬诊

E. 染色检查

F. 备洞试验

70. 提示　右下 6 冷、热测试一过性疼痛。右下 6 可能的诊断为
    A. 可复性牙髓炎　　B. 急性牙髓炎
    C. 慢性牙髓炎　　　D. 牙髓坏死
    E. 深龋　　　　　　F. 浅龋

71. 提示　X 线片：右下 6 牙根未完全发育，龋损近髓，但未与髓腔相通。最佳的治疗方法为
    A. 直接盖髓术　　　B. 间接盖髓术
    C. 牙髓切断术　　　D. 根尖诱导成形术
    E. 根尖屏障术　　　F. 牙髓血运重建术

72. 提示　根据患牙情况，决定采取间接盖髓术。操作中应注意
    A. 应在局部麻醉无痛条件下操作
    B. 可保留少量近髓软龋
    C. 注意冷却
    D. 避免高压气枪强力吹干窝洞
    E. 暂时性修复避免微渗漏
    F. 橡皮障隔湿下进行

(73～76 共用题干)

患者，女性，50 岁。右上后牙根管治疗后疼痛 3 周。3 周前因右上后牙疼痛在社区医院诊断为"慢性牙髓炎"，完成根管治疗后牙齿一直自发性钝痛、咬合不适。检查 16 粭面牙色充填物，叩痛（±），冷、热测迟缓痛。

73. 患牙诊断为残髓炎的要点不包括
    A. 牙髓治疗史
    B. 自发痛
    C. 放射痛
    D. 夜间痛
    E. 温度刺激痛
    F. 叩诊疼痛或不适
    G. 去除原充填物，探查根管有疼痛感觉

H. 疼痛不能自行定位

74. 患者下一步应进行的主要检查是
    A. 牙周探诊
    B. 咬诊
    C. 松动度检查
    D. 牙髓电活力测试
    E. 根尖区触诊
    F. X 线检查
    G. 血常规

75. 可能引起该患牙治疗后冷热痛的原因是
    A. 遗漏根管
    B. 根管预备不足，残留根髓
    C. 欠充
    D. 超预备
    E. 超充
    F. 根管侧穿

76. 假设 16 完善根管再治疗后，仍长期持续钝痛、搏动性痛、放射痛和烧灼痛，无冷热痛，且能明确指出引起疼痛的位置在 16 根尖区。检查 16 无叩痛，无明确咬诊疼痛，右上颌黏膜无触痛，X 线检查根尖周无异常。可能的诊断是
    A. 残髓炎
    B. 慢性根尖周炎
    C. 牙龈乳头炎
    D. 三叉神经痛
    E. 急性上颌窦炎
    F. 非典型性牙痛
    G. 灼口综合征

(77～80 共用题干)

患者，男性，20 岁。因进食冷热食物时左上后牙疼痛来医院就诊，不进食时无不适感。检查 27 近中邻面深龋，探诊酸痛，及大量软化牙本质，无叩痛，无松动，冷测一过性疼痛。

77. 该牙在龋病治疗的操作过程中应注意的问题有
  A. 用高速涡轮机持续操作, 争取一次去净腐质
  B. 使用低速涡轮机间断切割
  C. 不用水冷却, 避免对牙髓造成冷刺激
  D. 清洁和干燥窝洞直接用气枪喷吹
  E. 洞侧壁的软化牙本质应彻底去净, 髓壁或轴壁处的软化牙本质可保留少许
  F. 用探针探查有无穿髓孔时, 应沿洞底轻轻滑动, 勿施加压力
  G. 充填前应对窝洞进行盖髓垫底以保护牙髓

78. 该牙去尽腐质后, 未穿髓, 但患牙敏感, 拟行间接盖髓术, 可选用的材料有
  A. 磷酸锌水门汀
  B. 氧化锌-丁香油水门汀
  C. 玻璃离子水门汀
  D. EDTA
  E. 氢氧化钙
  F. 碘仿糊剂
  G. 聚羧酸锌水门汀

79. 患牙若采用树脂充填, 可用于窝洞消毒的药物是
  A. 碘伏   B. FC
  C. 75% 乙醇   D. MTA
  E. 碘酊   F. 樟脑酚
  G. 丁香油酚   H. 木馏油
  I. 抗生素

80. 患牙若采用树脂充填, 窝洞预备的主要抗力形及其基本特征是
  A. 洞深   B. 盒状洞型
  C. 鸠尾   D. 阶梯的预备
  E. 窝洞的外形   F. 去除无基釉

G. 薄壁弱尖的处理 H. 窝洞消毒
I. 窝洞封闭

(81~84 共用题干)

患者, 女性, 20 岁。正畸科转诊, 口腔检查可见去除托槽的位置 16、26、33 均有白垩色改变, 探诊有粗糙感, 但未探及龋洞, 叩诊无不适, X 线片均未见低密度透射影。临床诊断为早期釉质龋, 建议采用浸润治疗。

81. 用于组成浸润治疗试剂的是
  A. 干燥剂 (乙醇)
  B. 染料
  C. 酸蚀剂 (15% HCl)
  D. 含氟凝胶
  E. 氯化钠
  F. 浸润树脂

82. 浸润治疗的适应证有
  A. 存在釉质缺陷
  B. X 线片显示邻面龋损深度超过牙本质外 1/3, 达到牙本质中 1/3 或内 1/3
  C. 对材料成分存在过敏或接触过敏者
  D. 早期邻面龋, X 线片显示龋损深度局限在牙本质外 1/3 层以内
  E. 唇颊面釉质龋的微创治疗
  F. 患牙存在冷热刺激敏感

83. 关于浸润治疗的操作步骤, 正确的是
  A. 对于邻面早期龋的患牙, 需用楔子将患牙和邻牙分离以利于操作
  B. 用橡皮杯或小毛刷蘸适量摩擦剂或牙膏清洁患牙和邻牙
  C. 需要涂布两次浸润树脂
  D. 光固化至少 40 秒
  E. 用探针仔细探查, 必要时可用橡皮杯或邻面抛光条进行表面抛光
  F. 酸蚀剂静置 60 秒

84. 酸蚀时, 表面脱矿形成的白垩斑已有

一段时间，如正畸患者去除托槽后的2个月内未及时治疗白垩斑，应进行____次酸蚀处理；如果在干燥剂涂布处理后白垩斑依旧可见，建议进行第____次酸蚀；酸蚀剂进行处理总计不得超过____次。

A. 1 2 2   B. 1 2 3

C. 2 3 3   D. 2 3 4

E. 3 4 4   F. 3 4 5

(85~88 共用题干)

患者，男性，40岁。左下后牙自发痛1周。患者1周来无明显诱因出现左下后牙自发痛，偶觉夜间疼痛明显，冷刺激加重疼痛。检查见35 𬌗面深龋洞，探痛（±），无叩痛，无松动，冷诊一过性敏感。36牙体完整，𬌗面小范围牙本质暴露，探诊无不适，叩痛（±），松动Ⅱ度，PD=6mm，牙周探针可水平探入根分叉区3mm，但未完全贯通，冷诊激发痛。37残冠，髓腔暴露，探诊无不适，无叩痛，无松动，冷诊无反应。

85. 主诉牙最有可能是

  A. 左下第二前磨牙

  B. 左下第一磨牙

  C. 左下第二磨牙

  D. 左下第二前磨牙 + 左下第一磨牙

  E. 左下第二前磨牙 + 左下第二磨牙

  F. 左下第一磨牙 + 左下第二磨牙

86. 拟拍摄根尖片进一步明确诊断。结合临床检查，主诉牙最有可能出现的影像学表现有

  A. 牙槽骨水平吸收至根中 1/3

  B. 牙冠缺损及髓

  C. 根尖周不规则透射影

  D. 根尖周"烧瓶样"透射影

  E. 根管影像增宽

  F. 根分叉区牙槽骨低密度影

87. 主诉牙拟行根管治疗术，髓腔预备时应注意的操作细节包括

  A. 开髓位置在中央窝偏颊侧

  B. 开髓位置在近远中径偏近中

  C. 标准开髓洞形为卵圆形

  D. 标准开髓洞形为方形

  E. 开髓孔近远中壁均应斜向远中

  F. 开髓孔颊舌径大于近远中径

88. 根管治疗术后的观察期至少为

  A. 3个月   B. 6个月

  C. 1年   D. 2年

  E. 3年   F. 4年

(89~92 共用题干)

患者，女性，28岁。牙龈出血2年。检查：全口牙石（+），牙龈缘轻度红，探诊出血，探诊深度2mm，未见牙龈退缩。

89. 最可能的诊断是

  A. 菌斑性龈炎

  B. 妊娠期龈炎

  C. 坏死性龈炎

  D. 慢性牙周炎

  E. 侵袭性牙周炎

  F. 白血病的牙龈病损

90. 检查附着丧失（-），牙无松动，此时患者应做的治疗是

  A. 龈上洁治术   B. 龈下刮治术

  C. 根面平整   D. 口服替硝唑

  E. 袋壁搔刮   F. 口腔卫生指导

91. 5个月后，该患者再次就诊时自述妊娠3个月。检查见牙龈出血明显，牙龈增生明显，呈鲜红色，松软光亮，轻探易出血。此时最可能的诊断是

  A. 菌斑性龈炎

  B. 妊娠期龈炎

  C. 坏死性龈炎

  D. 慢性牙周炎

E. 侵袭性牙周炎

F. 白血病的牙龈病损

92. 针对该患者的治疗应注意

    A. 尽量避免全身用药

    B. 去除局部刺激因素

    C. 操作时动作应轻柔

    D. 进行口腔卫生教育

    E. 口服甲硝唑

    F. 在妊娠期的 7~8 个月内进行牙龈成形术

（93~96 共用题干）

    患儿，女性，8 岁。右上后牙疼痛一周，面部肿胀伴发热 1 天。检查：54 大面积龋坏，松动 II 度，叩痛（++），龈颊沟变浅，可触及波动感。

93. 为帮助诊断，该患儿应进行的辅助检查是

    A. CBCT

    B. 头颅定位侧位片

    C. 牙髓活力测验

    D. 龋活跃性检测

    E. 口内片

    F. 根尖片

94. 患牙可诊断为

    A. 慢性牙髓炎

    B. 慢性根尖周炎

    C. 可复性牙髓炎

    D. 急性根尖周炎伴间隙感染

    E. 急性牙髓炎

    F. 急性牙周炎

95. 首诊当日的处理措施是

    A. 观察   B. 活髓切断术

    C. 根管治疗术   D. 髓腔开放引流

    E. 脓肿切开   F. 全身使用抗生素

96. 患儿急性炎症消退后，可采用的治疗方法是

A. 根管治疗术

B. 拔除，佩戴间隙保持器

C. 根尖诱导成形术

D. 间接牙髓治疗

E. 牙髓切断术

F. 充填术

（97~100 共用题干）

    患者，女性，45 岁。主诉刷牙出血，右上后牙松动 1 年，加重 2 个月。16 牙松动 III 度，PD = 8~10mm。

97. X 线片示 16 牙槽骨已吸收至根尖，拔除后行种植修复，需满足的条件是

    A. 全口菌斑指数 <20%，且全口 BOP < 25%，余留牙 PD≤5mm

    B. 进行口腔卫生宣教，患者能够保持良好的口腔卫生

    C. 拔牙 1 周以后

    D. 即刻种植

    E. 全口菌斑指数 <30%，且全口 BOP < 30%，余留牙 PD <5mm

    F. 全口菌斑指数 <20%，且全口 BOP < 25%，余留牙 PD <6mm

98. 种植前 X 线检查，需重点关注的是

    A. 剩余牙槽骨骨量

    B. 剩余牙槽骨骨密度

    C. 拔牙创愈合情况

    D. 与上颌窦底是否相通

    E. 下牙槽神经的走向

    F. 邻牙根尖周是否有阴影

99. 若患者骨量不足，可以考虑的治疗方法包括

    A. 引导骨再生手术

    B. 上颌窦底内提升术

    C. 上颌窦底外提升术

    D. 下牙槽神经解剖移位术

    E. 垂直牵张成骨术

    F. 短种植体

100. 种植后，种植体支持治疗需注意的要点有

    A. 复诊时对种植体的清洁必须使用特殊的器械

    B. 抛光时应采用蘸上浮石粉、二氧化锡或种植体专用的抛光膏的橡皮杯

    C. 可使用普通的金属刮治器

    D. 在基台的表面用轻柔的、连续的压力抛光

    E. 日常使用的抗菌漱口水不得含有酸性的氟化物

    F. 当种植体暴露于口腔后，医师必须磨除暴露的螺纹，患者必须采用电动牙刷、漱口水、冲牙器、纱线样的牙线、抗牙石的牙膏等清洁种植体和天然牙

全真模拟试卷（四）

一、单选题：每道试题由 1 个题干和 5 个备选答案组成，题干在前，选项在后。选项 A、B、C、D、E 中只有 1 个为正确答案，其余均为干扰选项。

1. 急性牙髓炎与急性根尖周炎的鉴别方法是
   A. 牙髓活力情况　　B. 有无自发痛
   C. 患牙有无龋损　　D. 有无外伤
   E. X 线片表现

2. 急性根尖周炎最重要的应急处理措施为
   A. 调整咬合　　B. 开髓引流
   C. 根管冲洗　　D. 牙髓失活
   E. 根管封药

3. 外伤脱位牙再植后获得牙周膜再建，疗效的主要影响因素是
   A. 离体时间　　B. 治疗方法
   C. 转送方式　　D. 外伤牙位
   E. 外力强度

4. 牙内陷通常不包括
   A. 畸形舌侧窝　　B. 畸形根面沟
   C. 畸形舌侧尖　　D. 牙中牙
   E. 锥形牙

5. 下列不属于牙隐裂的临床表现的是
   A. 多见于上颌磨牙
   B. 隐裂较浅时温度测试正常
   C. 隐裂与窝沟重叠
   D. 隐裂不越过边缘嵴
   E. 有定点性咀嚼疼痛

6. 患儿，男性，10 岁。口腔检查时发现左下第一前磨牙尖而长的畸形中央尖，无不适症状。对该牙的处理是

A. 不处理
B. 少量多次调磨畸形中央尖
C. 局麻下活髓切断术
D. 局麻下根管治疗术
E. 局麻下根尖诱导成形术

7. 牙本质过敏症的疼痛特点为
   A. 机械刺激痛最为明显
   B. 酸刺激最敏感
   C. 冷刺激痛最明显
   D. 甜刺激最敏感
   E. 热刺激痛最明显

8. 釉质发育不全的牙齿，牙齿表面出现带状缺陷是由于
   A. 成釉细胞成组的破坏
   B. 同一时期釉质形成全面受到影响
   C. 摄入氟化物过少
   D. 早期使用四环素类药物
   E. 乳牙有根尖周炎病史

9. 患者，男性，56 岁。右上后牙咬物疼痛 2 个月。右上后牙曾有冷热刺激痛 1 年余，近 1 个月出现咬物疼痛，无夜间痛及冷热刺激痛。检查：16 𬌗面深龋洞，可探及髓腔，无探痛，叩痛（＋），无松动，冷、热诊无反应，龈无异常。X 线片显示 16 𬌗面深龋及髓，根管较细，中下段影像不清，根尖周透射影 2mm × 3mm，边界不清。患牙诊断为 16 慢性根尖周炎，拟行 16 根管治疗，治疗过程中建议使用的化学预备药物是
   A. 次氯酸钠 + 过氧化氢
   B. 次氯酸钠 + 氯己定
   C. 次氯酸钠 + EDTA

D. 氯己定＋EDTA

E. 过氧化氢＋EDTA

10. 患者，女性，24岁。左上后牙自发性疼痛伴冷热刺激痛半年余。检查：左上5殆面银汞充填物，边缘未探及龋损，叩痛（＋），无松动，龈红，冷诊出现持续性疼痛，余牙体未见明显异常。X线片示左上5已行根管治疗，但根充不完善，根尖未见明显异常。初步诊断为

A. 继发龋　　　B. 急性牙髓炎

C. 急性根尖周炎　D. 残髓炎

E. 三叉神经痛

11. 慢性牙周炎患者的主诉症状不常见的是

A. 牙齿松动　　B. 咀嚼无力

C. 咀嚼疼痛　　D. 牙周溢脓

E. 夜间自发性疼痛

12. 用复合树脂充填深龋时需注意

A. 不必用基底

B. 用磷酸锌水门汀做基底

C. 用玻璃离子水门汀做基底

D. 用聚羧酸锌水门汀做基底

E. 用氧化锌-丁香油水门汀做基底

13. 逆行性牙髓炎常伴有

A. 严重的牙龈炎

B. 严重的牙周病

C. 严重的牙体缺损

D. 较深的楔状缺损

E. 明显的牙齿松动、移位

14. 牙周炎患者不可通过正畸治疗解决的情况是

A. 排齐拥挤错位的牙齿，不利菌斑控制

B. 前牙病理性扇形移位

C. 前牙折断达龈下

D. 前牙深覆殆

E. 菌斑未控制的错位牙齿

15. 患者，男性，58岁。牙龈肿大半年。检查：牙龈边缘及牙龈乳头充血水肿，牙龈增生覆盖牙冠的1/3～1/2，牙周袋探诊深度4～8mm。最应询问的病史是

A. 糖尿病　　　B. 肝炎活动期

C. 胃溃疡　　　D. 高血压

E. 甲状腺功能亢进症

16. 药物过敏性口炎与疱疹性龈口炎的鉴别要点不包括

A. 前者多有用药史，后者多有感冒、发热史

B. 前者较少累及牙龈，后者多伴牙龈红肿

C. 前者皮损多累及四肢、躯干等，后者仅累及口周皮肤

D. 前者复发与再用药有关，后者复发多与机体抵抗力下降有关

E. 前者病损可累及牙龈，后者病损多为小水疱

17. 患者，男性，45岁。患口腔扁平苔藓5年余，病情一直稳定。6天前，自觉右颊黏膜刺激痛，遂于当地中医诊所口服中药治疗，疗效差。2天前，自觉病情明显加重，口内溃烂疼痛。口腔检查：双颊、舌背、舌腹及上腭均可见糜烂面伴淡黄色假膜覆盖。皮肤病损（－）。否认既往药物过敏史。导致此次病情加重最可能的疾病为

A. 多形红斑

B. 过敏性接触性口炎

C. 药物过敏性口炎

D. 糜烂型口腔扁平苔藓

E. 天疱疮

18. 患者，男性，46岁。口腔反复起疱溃

烂 3 个月，皮肤反复起疱 1 个月。临床检查：上下颌牙龈可见 3 处直径约 2mm 的水疱及疱破后遗留的红色溃疡面，Nikolsky 征（－），探针试验（－）。胸部及头部皮肤见多个透明厚壁水疱及多处糜烂结痂面。考虑该病的诊断首先是

A. 寻常型天疱疮

B. 多形红斑

C. 大疱性类天疱疮

D. 大疱性表皮松解症

E. 良性黏膜类天疱疮

19. 患者，女性，45 岁。下唇病损突破唇红和皮肤的边界，病损直径约 0.5cm，中心凹下呈盘状，周边有红晕，红晕外有白色短条纹呈放射状排列。最可能的诊断是

A. 扁平苔藓 　　 B. 糜烂型唇炎

C. 盘状红斑狼疮 　 D. 多形红斑

E. 苔藓样病变

20. 患者，男性，27 岁。口腔发白疼痛 2 个月。近 3 个月来反复腹泻、低热，否认长期服药史。检查可见双唇内侧、舌背、口底及上腭黏膜广泛白色假膜，可擦去，周围黏膜充血。实验室检查示血清 HIV 抗体（＋），梅毒螺旋体抗原（－）。引起该病的起始原因是

A. 免疫功能紊乱 　 B. 病毒感染

C. 过敏反应 　　 D. 细菌感染

E. 维生素缺乏

21. Peutz – Jeghers 综合征又名黑斑息肉病，其临床特点下列叙述错误的是

A. 可见消化道多发性错构瘤性息肉

B. 可见口唇周围、口腔黏膜色素沉着

C. 病变范围局限，一经诊断，需行根治性手术

D. 可伴发肠套叠

E. 肝脏、生殖器官的癌变风险明显升高

22. 患儿恒中切牙、第一恒磨牙形态结构异常，呈半圆形、桶状形，双亲有梅毒史，可能的诊断是

A. 诞生牙 　　　 B. 新生牙

C. 融合牙 　　　 D. 特纳牙

E. 哈钦森牙

23. 有关含牙囊肿的正确描述是

A. 又称滤泡囊肿，多发于乳牙

B. 是一种颌骨牙源性囊肿

C. 表现为圆形或椭圆形的钙化肿物

D. 治疗需要手术摘除囊肿及牙齿

E. 预后不良，易复发

24. 关于根管充填的时机，正确的是

A. 窦道完全愈合

B. 暂封材料破损或脱落不超过 24 小时

C. 根管内细菌学检测阴性

D. X 线片显示根尖透射影缩小或消失

E. 髓腔内棉球无异味

25. 患者，女性，45 岁。半年来口腔内发生大小不等的水疱，水疱易破且疼痛明显，同时伴有腋窝和腹股沟处的大疱和疱破后遗留的糜烂面和痂壳。查体发现尼氏征阳性，揭皮试验阳性。口腔黏膜活检结果显示棘细胞层松解伴上皮内疱形成。诊断应首先考虑

A. 多形红斑

B. 疱型扁平苔藓

C. Stevens – Johnson 综合征

D. 寻常型天疱疮

E. 良性黏膜类天疱疮

二、多选题：每道试题由 1 个题干和 5 个备选答案组成，题干在前，选项在后。选项 A、B、C、D、E 中至少有 2 个正确答案。

26. 功能性前牙反𬌗的诊断指标是
    A. 下颌能后退至前牙对刃关系
    B. 反覆盖较小，反覆𬌗较深
    C. 有家族遗传史
    D. 磨牙远中关系
    E. 上下颌骨形态、大小基本正常

27. 以下关于全冠牙体预备的说法，正确
    的是
    A. 要去除腐质
    B. 要消除轴壁倒凹
    C. 要去除无基釉
    D. 进行预防性扩展
    E. 牙磨小些以利修复体就位

28. 安氏Ⅱ类2分类的面型特征是
    A. 面下1/3高度不足
    B. 下颌角大
    C. 咬肌发达
    D. 短方面型
    E. 下颌角区丰满

29. 关于根尖牙本质–牙骨质界的位置及
    意义，叙述正确的是
    A. 生理学根尖孔距离解剖学根尖孔
       1.0~1.5mm
    B. 尖台是根尖预备的终止点
    C. 髓腔预备的终止点应该超过根管充
       填的终止点
    D. 根尖预备终止点位于根尖基点，可
       以获得封闭根尖孔的治愈效果
    E. 根尖基点狭窄的解剖结构能够减低
       根管内压，避免超填

30. 牙本质龋损中，常见菌有
    A. 放线菌   B. 变异链球菌
    C. 乳杆菌   D. 普氏菌
    E. 双歧杆菌

31. 对于牙齿缺失患者，应问诊的现病史
    内容包括

    A. 缺失原因   B. 缺失时间
    C. 是否修复过   D. 修复效果如何
    E. 无关牙的治疗情况

32. 患者，男性，60岁。全口义齿，戴用
    一周后出现咽喉疼痛，可能是由于
    A. 上颌义齿基托后缘过长
    B. 下颌义齿基托远中舌侧边缘过长
    C. 后牙区覆盖过大
    D. 下颌后牙区组织面与基托不贴合
    E. 上颌后缘封闭区过紧

33. 关于磨牙后垫的临床意义，以下正确
    的是
    A. 全口义齿下颌基托后缘边界的参考
       标志
    B. 基托后缘必须覆盖此处
    C. 可帮助确定下颌𬌗平面的位置
    D. 可作为指导人工牙排列的标志
    E. 可承担较大𬌗力

34. 以下探诊深度可认为有牙周炎的是
    A. 1mm   B. 2mm
    C. 3mm   D. 4mm
    E. 5mm

35. 根据嵌体的种类，可将嵌体分为
    A. 金属嵌体   B. 瓷嵌体
    C. 单面嵌体   D. 双面嵌体
    E. 多面嵌体

36. 预防铸件出现砂眼的措施是
    A. 合理设置铸道
    B. 防止铸道与铸型内壁形成较尖锐的
       棱角
    C. 增强包埋材料的抗冲击强度
    D. 提高铸型焙烧温度
    E. 延长铸型焙烧时间

37. 卡环的组成为
    A. 𬌗支托   B. 卡环臂
    C. 卡环体   D. 卡环肩

E. 连接体

38. 龈下边缘适用于
    A. 金瓷冠的唇侧边缘
    B. 牙冠短小者，为增加固位力
    C. 缺损至龈下
    D. 龈沟浅者
    E. 牙周健康者

39. 一般情况下前牙 3/4 冠可覆盖的部位是
    A. 切端　　　　B. 近中邻面
    C. 远中邻面　　D. 唇面
    E. 舌面

40. 牙釉质细胞外基质蛋白主要有三大类，包括
    A. 釉原蛋白　　B. 釉蛋白
    C. 非釉原蛋白　D. 蛋白酶
    E. 非金属蛋白酶

41. 属于酰胺类局麻药的有
    A. 普鲁卡因　　B. 布比卡因
    C. 利多卡因　　D. 丁卡因
    E. 氯乙烷

42. 根据模拟下颌运动的程度可将𬌗架分为
    A. 简单𬌗架　　B. 平均值𬌗架
    C. 半可调𬌗架　D. 全可调𬌗架
    E. 反向𬌗架

43. 下列符合淋菌性口炎临床表现的是
    A. 主要见于有口交史的患者
    B. 口腔黏膜充血
    C. 可有糜烂或浅表溃疡
    D. 被覆黄白色假膜
    E. 假膜拭去呈现出血性创面

44. 翻瓣术后的愈合方式包括
    A. 长结合上皮性愈合
    B. 牙龈结缔组织性愈合
    C. 牙骨质性愈合

D. 牙周膜性愈合
E. 骨髓细胞性愈合

45. 患儿，男性，13 岁。因上前牙"龅牙"影响美观于某院就诊。检查发现，上下前牙区覆𬌗覆盖Ⅱ度，第一磨牙近中关系，第二磨牙萌出不全。医生诊断为错𬌗畸形，建议正畸治疗。下列说法正确的是
    A. 从乳牙全部萌出到恒牙全部萌出，错𬌗畸形的患病率随年龄增长而升高
    B. 错𬌗畸形在恒牙期因龋病、替牙时间紊乱等原因患病率会升高
    C. 错𬌗畸形在男性中患病率较女性高，有明显的性别差异
    D. 不良习惯、疾病、替牙紊乱、发育异常、遗传等都会导致错𬌗畸形
    E. 由于对错𬌗畸形的诊断标准不同，各地区的调查结果难以横向比较

三、共用题干单选题：以叙述一个以单一病人或家庭为中心的临床情景，提出 2~6 个相互独立的问题，问题可随病情的发展逐步增加部分新信息，每个问题只有 1 个正确答案，以考查临床综合能力。答题过程是不可逆的，即进入下一问后不能再返回修改所有前面的答案。

（46~50 共用题干）

患儿，女性，11 岁。面中 1/3 略突，面下 1/3 高度正常，上下前牙略唇倾，磨牙中性关系，Ⅱ度深覆𬌗，覆盖 3mm，上颌拥挤 12mm，下颌拥挤 10mm。

46. 对此患者的诊断可能为
    A. 安氏Ⅰ类错𬌗
    B. 牙性安氏Ⅱ类错𬌗
    C. 骨性安氏Ⅱ类错𬌗
    D. 安氏Ⅱ类 2 分类错𬌗

E. 安氏Ⅲ类错𬌗

E. 无自觉症状后

47. 该患者的拥挤程度为

A. 0 度拥挤 B. Ⅰ度拥挤

C. Ⅱ度拥挤 D. Ⅲ度拥挤

E. 以上都不是

48. 对此患者的矫治设计最可能的是

A. 不拔牙

B. 拔除上颌第一双尖牙和下颌第一双尖牙

C. 拔除上颌第一双尖牙和下颌第二双尖牙

D. 拔除上颌第二双尖牙和下颌第一双尖牙

E. 拔除上颌第二双尖牙和下颌第二双尖牙

49. 治疗中支抗设计为

A. 轻度支抗

B. 腭杆加强支抗

C. Nance 弓加强支抗

D. 口外弓加强支抗

E. 以上都不是

50. 在治疗中不能采用

A. 摇椅弓 B. 水平类牵引

C. 上颌𬌗垫 D. Ⅱ类牵引

E. Ⅲ类牵引

（51～54 共用题干）

 患者，男性，30 岁。近 2 周前牙咀嚼疼痛，且牙龈肿胀有脓液流出，2 年前该牙曾因龋坏而疼痛，未曾治疗。检查：12 残冠，近中邻面探及深龋洞，牙变色，叩诊（＋），唇侧牙龈见一窦道，有脓液溢出，X 线片显示 12 根尖周有阴影。

51. 该牙经完善的根管治疗，拟行桩核冠修复，时机为

A. 3 天 B. 1 周

C. 2 周 D. 窦道愈合后

52. 患牙完成治疗前，为防止牙纵裂，常采用措施保护患牙，但不包括

A. 嘱勿用患侧咬硬物

B. 患牙调低咬合

C. 临时冠修复患牙

D. 患牙粘接带环

E. 咬合垫

53. 如用桩核冠修复该牙，桩的长度和宽度分别为

A. 长度为根长的 2/3～3/4，宽度应为直径的 1/3

B. 长度为根长的 1/2，宽度应为直径的 1/3

C. 长度为根长的 1/3，宽度应为直径的 2/3～3/4

D. 长度为根长的 2/3～3/4，宽度应为直径的 1/2

E. 长度为根长的 1/2，宽度应为直径的 2/3

54. 以下增强桩核冠固位的方法不包括

A. 尽可能利用牙冠长度

B. 尽可能多保留残留牙冠组织

C. 根管口预备成一个小肩台

D. 用铸造桩增加冠桩与根管壁的密合度

E. 根管预备成喇叭口状

（55～58 共用题干）

 患者，女性，60 岁。口腔黏膜出现松弛透明的水疱，破溃后留下糜烂面和不规则疱壁，临床检查尼氏征阳性。

55. 诊断首先考虑

A. 天疱疮 B. 瘢痕性类天疱疮

C. 多形红斑 D. 扁平苔藓

E. 大疱性类天疱疮

56. 下列病理检查出现时可确诊的是

A. 上皮过度角化

B. 棘层增生，上皮下疱

C. 上皮异常增生

D. 棘层松解，上皮内疱

E. 上皮排列紊乱

57. 治疗该病首选的药物是

    A. 制霉菌素　　B. 泼尼松

    C. 金霉素　　　D. 干扰素

    E. 环孢素

58. 有关治疗用药下列错误的是

    A. 分为起始、控制、减量、维持四个阶段

    B. 起始、控制阶段强调量大、从速

    C. 减量、维持阶段强调渐减、忌躁

    D. 建议由低量再递加

    E. 切忌由低量再递加

(59~61 共用题干)

患者，女性，48 岁。下前牙松动 1 年。检查：口腔卫生差，全口可见大量菌斑软垢，BOP（+），最大探诊深度为 5mm，31－41 松动Ⅰ度，余牙未见明显松动。全景片显示下前牙区牙槽骨吸收占根长 1/3，以水平型吸收为主。

59. 按照 2018 年国际牙周炎分期标准，该患者属于

    A. 轻度慢性牙周炎

    B. 中度慢性牙周炎

    C. 牙周炎Ⅰ期

    D. 牙周炎Ⅱ期

    E. 牙周炎Ⅲ期

60. 欲对患者进一步进行牙周炎分级诊断，需要获取的信息不包括

    A. 临床附着丧失　　B. 年龄

    C. 有无糖尿病史　　D. 有无吸烟史

    E. 是否曾行牙周治疗

61. 该患者目前需要的治疗不包括

    A. 龈上洁治术　　B. 龈下刮治术

C. 口腔卫生指导　　D. 松牙固定

E. 菌斑控制

(62~63 共用题干)

患者，男性，25 岁。1 年前上前牙外伤折裂。检查：11 冠折，近中腭侧缺损达龈下 3mm，牙龈红肿，BOP（+），PD＝4mm。全口口腔卫生差，牙龈红肿，BOP（+），PD＝4~5mm。

62. 患者可以考虑的治疗方案不包括

    A. 冠延长术

    B. 拔牙后种植

    C. 正畸将牙根牵引萌出

    D. 直接冠修复

    E. 牙槽内牙根移位术，常规根管预备和充填

63. 若患者考虑正畸牵引，正畸前不需要进行的治疗有

    A. 全口洁治

    B. 全口龈下刮治

    C. 口腔卫生维护

    D. 定期复查，行牙周维护治疗

    E. 口服抗生素

(64~65 共用题干)

患者，女性，60 岁。口腔反复糜烂半年，曾有起疱史。临床检查：双颊大面积糜烂面，胸部、双足见数个透明水疱。

64. 下列检查中不合理的是

    A. 尼氏征试验

    B. 揭皮试验

    C. 探针试验

    D. 甲苯胺蓝染色试验

    E. 免疫荧光检查

65. 对患者进行口腔黏膜尼氏征试验，以下操作正确的是

    A. 患者平躺于椅位

    B. 用口镜背部用力摩擦黏膜

    C. 麻醉下无痛进行操作

D. 推赶原水疱不会移动

E. 在外观正常的黏膜上操作

四、案例分析题： 每道案例分析题有3～12问。每问的备选答案至少6个，最多12个，正确答案及错误答案的个数不定。考生每选对一个正确答案给1个得分点，选错一个扣1个得分点，直至扣至本问得分为0，即不含得负分。案例分析题的答题过程是不可逆的，即进入下一问后不能再返回修改所有前面的答案。

（66～68共用题干）

患者，男性，56岁。主诉：舌背"泛白"1年余。现病史：患者诉1年前发现舌背部出现白色"斑块"，自觉无不适，1年来病损面积缓慢变大。检查：舌背正中见15mm×20mm椭圆形灰白色均质斑块，斑块表面有皲裂，稍高出黏膜表面，边界清楚，触之稍硬，周围黏膜正常；口内未见不良修复体、残根、残冠等。

66. 根据题干描述，首先考虑的疾病是

A. 白色海绵状斑痣

B. 白斑

C. 口腔白色角化症

D. 扁平苔藓

E. 白色水肿

F. 口腔黏膜下纤维性变

67. 若要明确诊断，还应进行

A. 抽血检查过敏原

B. 棉拭子检查是否有细菌、真菌感染

C. 组织病理学检查

D. 去除可能的不良刺激，观察病损消退情况

E. 抽血检查血清特异性抗体

F. 诊室检查尼氏征

68. 关于该病的治疗方法，下列说法错误的是

A. 卫生宣教是口腔白斑早期预防的重点

B. 去除刺激因素

C. 维甲酸可用于角化程度较高的病例

D. 对于有癌变倾向的病损，建议及时进行手术切除并活检

E. 如有需要，部分病例可进行多次活检，效果更准确

F. 光动力治疗对恶性程度较高的病例效果差

（69～72共用题干）

患儿，男性，10岁。因右下后牙冷、甜刺激酸痛1周就诊。检查右下第一前磨牙及第一磨牙萌出，右下第二乳磨牙无龋齿及松动，右下第一磨牙𬌗面变色，无叩痛，牙龈正常。

69. 为明确诊断应检查的项目有

A. X线检查

B. 温度测验

C. 咬诊

D. 牙髓电活力测验

E. 染色试验

F. 备洞试验

70. 右下第一磨牙热活力测验中一过性酸痛，其牙髓可能出现的状况是

A. 牙髓坏死

B. 牙髓变性

C. 牙髓充血

D. 可逆性牙髓炎

E. 急性化脓性牙髓炎

F. 慢性牙髓炎

71. X线片显示右下第一磨牙𬌗面潜掘性龋坏，近髓但未与髓腔穿通。右下第一磨牙可选择的治疗方法为

A. 二次去腐法　　B. 间接盖髓术

C. 活髓切断术　　D. 根管治疗术

E. 牙髓摘除术　　F. 根尖诱导成形术

72. 根据患牙情况，决定采用二次去腐法治疗。操作中应注意
    A. 操作应在麻醉无痛的状态下进行
    B. 对即将露髓处保留少量软化牙本质
    C. 避免用高压气枪强力吹干窝洞
    D. 操作中注意冷却
    E. 间接盖髓（用氢氧化钙制剂后应严密充填龋洞）
    F. 常规备洞开髓

(73~76 共用题干)

患者，女性，20岁。1年前因外伤致上前牙缺损。口腔检查：21 远中切角缺损，牙冠变色，叩诊无不适，无松动，咬合正常。

73. 不宜选择的修复形式有
    A. 树脂贴面   B. 3/4 冠
    C. 瓷贴面   D. 烤瓷全冠
    E. 全瓷冠   F. 嵌体

74. 若采用桩冠修复，应进一步进行的处理为
    A. X 线检查牙周情况
    B. 松动度
    C. 牙龈状况
    D. 牙齿颜色
    E. X 线检查了解根管充填情况
    F. 临床结合 X 线片分析需要的桩长度

75. 若该患者要求做全冠修复，要求尽可能美观，可推荐采用
    A. 树脂全冠   B. 塑料全冠
    C. 金合金全冠   D. 镍铬合金全冠
    E. 钴铬合金全冠   F. 全瓷冠

76. 若选用以上修复方式，冠的边缘最好位于
    A. 唇侧边缘平齐龈缘，舌侧边缘平齐龈缘
    B. 唇侧边缘平齐龈缘，舌侧边缘龈上 0.5mm

    C. 唇侧边缘平齐龈缘，舌侧边缘龈下 0.5mm
    D. 唇侧边缘龈上 0.5mm，舌侧边缘平齐龈缘
    E. 唇侧边缘龈下 0.5mm，舌侧边缘平齐龈缘
    F. 唇侧边缘龈上 0.5mm，舌侧边缘龈上 0.5mm

(77~80 共用题干)

患者，男性，46岁。刷牙出血 3 年。口内检查：全口牙石（＋＋），牙面色素多，牙龈中度红肿，探诊出血（＋），探诊深度 4~6mm，附着丧失 2~4mm，未见牙齿松动。否认全身病史。

77. 为了明确诊断，还需进行的检查是
    A. 根分叉病变的检查
    B. 血常规检查
    C. 放射学检查
    D. 有无失牙
    E. 牙髓电活力测验
    F. 咬合关系的检查

78. 该患者最可能的诊断是
    A. 菌斑性龈炎
    B. 坏死性龈炎
    C. 慢性牙周炎
    D. 侵袭性牙周炎
    E. 白血病的牙龈病损
    F. 药物性牙龈肥大

79. 若按照 2018 年牙周炎分期标准，该患者可诊断为
    A. 轻度
    B. 中度
    C. Ⅱ 期
    D. Ⅲ 期
    E. Ⅳ 期
    F. 尚需了解更多信息

80. 对该患者的治疗不必要的是

A. 口腔卫生指导

B. 洁治术

C. 刮治及根面平整

D. 口服阿莫西林

E. 牙周维护治疗

F. 龈上喷砂或抛光去色素

A. 口服大剂量抗生素

B. 局部应用抗菌药物

C. 36 牙拔除

D. 36 牙根管治疗

E. 手术切除牙周深袋

F. 牙周洁治、刮治

（81~84 共用题干）

患者，男性，45 岁。左下后牙突发搏动性疼痛 3 天，口腔异味。长期吸烟史，30 支/天。口腔检查：36 牙颊侧牙龈红肿、光亮，颊侧的远中可探及深牙周袋 7mm，有波动感，叩痛（＋＋），松动Ⅰ度，菌斑指数为 3，牙体无明显龋坏。

81. 为明确诊断，最应做的辅助检查是

A. X 线检查

B. 龈沟液检查

C. 牙髓电活力测验

D. 咬合关系检查

E. 血常规检查

F. 细菌、微生物学检查

82. X 线片示牙槽骨吸收，牙髓电活力测验正常，该患牙最有可能的诊断是

A. 急性牙龈脓肿

B. 急性牙周脓肿

C. 急性根尖周脓肿

D. 急性龈乳头炎

E. 急性坏死溃疡性龈炎

F. 急性坏死溃疡性牙周炎

83. 对该患牙首先应采取的措施包括

A. 脓肿切开引流

B. 开髓引流

C. 局部应用抗菌药物

D. 手术切除牙周深袋

E. 口服大剂量抗生素

F. 牙周洁治、刮治

84. 若此患者经首次治疗后症状好转，此时应进行的下一步治疗为

（85~88 共用题干）

患者，女性，65 岁。口舌疼痛半年。患者纯素食 6 年，慢性腹泻 1 年。口腔检查：唇部鲜红，略干燥脱屑；双侧口角皮肤湿白糜烂、伴皲裂；舌背光滑无苔，色红发亮。

85. 为了明确病因应做的检查有

A. 血常规检查

B. 尿核黄素/肌酐比值

C. 过敏原筛查

D. 红细胞烟酸脱氢酶（NAD）含量

E. 真菌培养

F. 免疫功能检查

86. 可能造成该患者口腔病损的原因是

A. 维生素 B_2 缺乏

B. 维生素 C 缺乏

C. 烟酸缺乏

D. 糖尿病

E. 叶酸缺乏

F. 维生素 B_{12} 缺乏

87. 治疗该患者口角病损可使用的药物有

A. 0.05% 氯己定软膏

B. 2% 硼酸软膏

C. 表皮生长因子凝胶

D. 生长因子

E. 阿昔洛韦软膏

F. 红霉素软膏

88. 该患者的饮食应多食用

A. 瘦肉　　　　B. 牛奶

C. 豆制品　　　D. 鸡蛋

E. 动物内脏　　F. 水果

(89～92 共用题干)

患儿，男性，5岁。"地包天"2年。检查：乳牙列，前牙反𬌗，下颌乳尖牙磨耗不足，乳牙末端平面关系为近中型，侧面型为凹面型。余未见明显异常。

89. 若要对患儿的反𬌗类型进行准确诊断，需要进行的辅助检查是
   A. 𬌗翼片
   B. 全口牙位曲面体层X线片
   C. 头颅定位侧位片
   D. CBCT
   E. 根尖片
   F. 头颅定位正位片

90. 若患儿完成上述辅助检查，所获数据证实上前牙唇侧倾斜，下前牙舌侧倾斜，上颌骨发育不足，下颌骨发育正常。则该患儿的反𬌗类型是
   A. 牙性反𬌗   B. 骨性反𬌗
   C. 功能性反𬌗   D. 病理性反𬌗
   E. 生理性反𬌗   F. 习惯性反𬌗

91. 该患儿的处理措施是
   A. 调磨磨耗不足的乳尖牙
   B. 口内佩戴上颌𬌗垫式活动矫治器
   C. 面部佩戴前方牵引器
   D. FRⅢ
   E. 额兜
   F. 下颌斜面导板

92. 患儿复诊时的处理措施是
   A. 继续调磨磨耗不足乳尖牙
   B. 调整上颌𬌗垫式活动矫治器箭头卡环，增加固位力
   C. 根据前牙咬合情况，逐渐调磨后牙区𬌗垫高度
   D. 重新试戴前方牵引器，确保无变形，牵引方向正常
   E. 继续口腔卫生宣教

F. 若矫治器破损，需及时修理或重新制作

(93～96 共用题干)

患儿，女性，6岁。左下后牙反复牙龈肿胀1个月，检查：74牙（远中面、𬌗面）龋坏，无探痛，冷热刺激痛（－），叩痛（＋），松动Ⅰ度，牙龈瘘管；75牙（近中面、𬌗面）龋坏，探痛（＋），冷热刺激痛（＋），叩痛（±），牙龈正常。余未见明显异常。

93. 该患儿需要进行的辅助检查是
   A. 牙髓电活力测验
   B. 牙髓温度测验
   C. 龋病活跃性检测
   D. 根尖片
   E. CBCT
   F. 头颅定位侧位片

94. 若患儿X线片显示74牙牙根出现吸收，根分叉大面积暗影，下方继承恒牙胚牙轴方向改变，75牙龋坏及髓。该患儿的诊断是
   A. 74牙根尖周炎 B. 74牙牙髓炎
   C. 34牙畸形牙   D. 75牙深龋
   E. 75牙牙髓炎   F. 75牙根尖周炎

95. 该患儿的治疗方法是
   A. 74牙根管治疗术＋金属预成冠修复
   B. 74牙拔除，观察继承恒牙萌出情况
   C. 74牙拔除，以75牙为基牙制作全冠丝圈式间隙保持器
   D. 75牙根管治疗术＋金属预成冠修复
   E. 75牙试行间接牙髓治疗
   F. 74牙拔除，佩戴远中导板式间隙保持器

96. 患儿8岁时复诊，发现34牙牙冠部分萌出，合适的处理方式是
   A. 整体拆除全冠丝圈式间隙保持器，观察

B. 整体拆除全冠丝圈式间隙保持器，更换阻萌器

C. 磨除丝圈

D. 75 牙的金属预成冠不必拆除

E. 待 34 牙完全萌出后，再拆除间隙保持器

F. 嘱患儿 34 牙区勿食过黏过硬食物

(97 ~ 100 共用题干)

患儿，女性，5 岁 4 个月。诉右上颌后牙自发痛、夜间痛 3 日。口腔检查见 54 牙残冠，松动 Ⅱ 度，牙龈红肿，见瘘管。55 牙咬合面大面积龋，探痛（+），叩痛（+），无松动，牙龈正常。16 牙未萌。X 线片示 54 牙龋坏及髓，牙根部分吸收，根分叉及根尖暗影，暗影累及 14 牙牙胚。55 牙龋坏近髓，根尖未见明显异常。15 牙牙胚存在，牙囊完整。

97. 根据检查，该患儿右上后牙的诊断为

A. 54、55 牙慢性牙髓炎

B. 54 牙慢性根尖周炎，55 牙慢性牙髓炎

C. 54 牙慢性根尖周炎，55 牙可复性牙髓炎

D. 54、55 牙慢性根尖周炎

E. 54 牙慢性牙髓炎，55 牙急性牙髓炎

F. 54 牙慢性牙髓炎，55 牙慢性根尖周炎

98. 根据诊断，54 牙最合适的治疗方法为

A. 根管治疗后复合树脂充填修复

B. 根管治疗后预成冠修复

C. 拔除 54 牙

D. 拔除 54 牙后行间隙保持器修复

E. 活髓切断后预成冠修复

F. 定期观察

99. 根据诊断，55 牙最合适的治疗方法为

A. 根管治疗后复合树脂充填修复

B. 根管治疗后预成冠修复

C. 拔除 55 牙

D. 55 牙间接盖髓后树脂修复

E. 活髓切断后预成冠修复

F. 定期观察

100. 若 54 牙因无法保留而拔除，拔除后的注意事项应是

A. 咬紧止血棉卷 30 分钟，2 小时后进食

B. 防止儿童不自主咬唇、颊等黏膜

C. 2 小时内勿进食，24 小时内勿漱口

D. 48 小时内勿刷牙

E. 24 小时后刷牙

F. 拔牙后进食温软偏凉食物

全真模拟试卷（五）

一、单选题：每道试题由 1 个题干和 5 个备选答案组成，题干在前，选项在后。选项 A、B、C、D、E 中只有 1 个为正确答案，其余均为干扰选项。

1. 根尖周囊肿的 X 线片表现不包括
   A. 根尖部圆形透射影
   B. 透射影周围骨质正常或稍显致密
   C. 透射影边界不清楚
   D. 在 X 线片上较小的根尖周囊肿的表现与根尖周肉芽肿难以鉴别
   E. 大的根尖周囊肿边界为一圈阻射白线

2. 关于微创牙髓治疗的理念，以下描述不正确的是
   A. 从准确诊断到活髓保存治疗计划的确定，包括不治疗的决策
   B. 强调以粘接修复为导向的牙髓治疗后冠部良好封闭
   C. 根据牙体解剖结构有目的性地尽可能保留颈周牙本质
   D. 远期效果优于常规牙髓治疗
   E. 根管扩大和成形过程中尽可能少地去除牙体组织，并尽量减少根管冲洗消毒药物对牙本质的伤害

3. 下列关于酸蚀症的说法不正确的是
   A. 长期接触酸或酸酐造成的牙硬组织损害
   B. 其脱矿过程与酸的关系密切
   C. 脱矿与细菌有关
   D. 外环境中的酸破坏前牙唇面
   E. 胃部的酸破坏牙齿的舌、腭面

4. 关于四环素牙的描述，不正确的是

A. 四环素能抑制钙化时的晶核形成和晶体生长，导致牙釉质发育不全
B. 牙本质吸收四环素的量远比牙釉质多
C. 婴幼儿时期服用四环素类药物的剂量和早晚与着色程度无关
D. 四环素在牙本质内沿生长线沉着
E. 四环素可以通过胎盘引起乳牙着色

5. 患者，男性，32 岁。诉右下后牙自发性钝痛 2 个月。检查：右下 6 近中邻面深龋洞，探痛（＋），叩痛（＋），无松动，温度刺激比对照牙迟钝。最可能的诊断是
   A. 46 急性牙髓炎
   B. 46 慢性牙髓炎
   C. 46 牙髓坏死
   D. 46 急性根尖周炎
   E. 46 慢性根尖周炎

6. 患者，男性，18 岁。临床诊断为 36、37 光滑面早期龋，临床采用再矿化治疗，则再矿化液的 pH 一般调至
   A. 5   B. 6
   C. 7   D. 8
   E. 9

7. 患儿，男性，6 岁。口腔内大部分牙齿先天缺失，上前牙呈锥形，无牙部分牙槽嵴薄，毛发纤细、稀疏，指甲薄而脆弱。最可能的临床诊断是
   A. 有汗型外胚叶发育不良
   B. 遗传性乳光牙本质
   C. 掌跖角化－牙周破坏综合征
   D. 低磷酸酯酶症

E. 佝偻病

8. 患者，女性，27 岁。左下后牙曾有咬合痛，5 天前出现自发的剧烈、持续性跳痛。检查：左下 7，叩痛（＋＋＋），根尖区黏膜隆起，触诊波动感明显。X线片示根周膜增厚。诊断为左下 7 急性根尖周炎，给予切开排脓，髓腔开放处理。黏膜下脓肿切开排脓的适宜时机是

A. 急性炎症后的 1～2 天

B. 急性炎症后的 2～3 天

C. 急性炎症后的 4～5 天

D. 急性炎症后的 8～9 天

E. 急性炎症后的 9～10 天

9. 患者，女性，28 岁。因左上 5 慢性牙髓炎行根管治疗。医生在操作时不慎发生根管锉器械分离。X线片见左上 5 根尖 1/3 弯曲，根管锉分离在弯曲下方的根尖处，未出根尖孔，根尖周未见明显异常。以下说法最合理的是

A. 尽量取出断端，否则对根管治疗成功率影响很大

B. 直接将断端作为充填物，加强消毒，治疗后密切观察

C. 利用根管显微镜可以将断端取出

D. 直接行塑化治疗

E. 断端部位过深，且在根管弯曲处，为消除炎症，需要拔除患牙

10. 镜下出现胶原纤维黏液样水肿和纤维素样变性的疾病是

A. 白斑

B. 扁平苔藓

C. 慢性盘状红斑狼疮

D. 念珠菌病

E. 天疱疮

11. 局限型侵袭性牙周炎典型的患牙局限于

A. 第一前磨牙

B. 第二恒磨牙和尖牙

C. 第一恒磨牙和上下切牙

D. 上颌磨牙

E. 下颌磨牙

12. 牙龈脓肿与牙周脓肿最大的区别是

A. 是否有殆创伤

B. 炎症程度

C. 是否有牙髓症状

D. 患者的年龄

E. 脓肿的位置

13. 患者，女性，24 岁。要求前牙美容治疗，自觉从牙齿萌出后，上下前牙不同程度地出现散在黄褐色及白垩状斑，部分唇面釉质出现条纹状缺损，呈对称性。该患牙的诊断为

A. 遗传性乳光牙本质

B. 四环素牙

C. 氟牙症

D. 浅龋

E. 釉质发育不全

14. 关于龈沟液的描述，不正确的是

A. 牙龈健康者极少有龈沟液

B. 炎症时龈沟液明显增多

C. 其主要成分与血清相似

D. 龈沟液中具有免疫球蛋白

E. 龈沟液中没有白细胞

15. 患者，女性，45 岁。16 牙反复肿痛 1 年余，初步诊断为慢性牙周炎。X线片显示环绕 16 牙根的白色阻射线消失。这表明组织有破坏的是

A. 牙本质　　　　B. 牙骨质

C. 牙周膜　　　　D. 牙槽骨

E. 牙龈组织

16. 患者，男性，65 岁。左颊及下唇黏膜破溃疼痛 3 天。口腔检查：左颊皮肤发红可见成簇小水疱，呈带状排列。

左侧下唇内侧黏膜和颊黏膜广泛糜烂，右颊部皮肤黏膜未见病损。本病可能的诊断是

A. 疱疹性口炎　　B. 带状疱疹

C. 手足口病　　　D. 口炎型口疮

E. 疱疹性咽峡炎

17. 以下不是天疱疮治疗方法的是

A. 糖皮质激素

B. 免疫抑制剂

C. 静脉免疫球蛋白疗法

D. 血浆置换疗法

E. 抗生素

18. 韦格纳肉芽肿最常见的口腔黏膜症状是

A. 唇肿胀　　　　B. 线状溃疡

C. 坏死性溃疡　　D. 血疱

E. 成簇水疱

19. 患者，女性，20 岁。上唇肿胀 1 年就诊。检查见双唇肿胀，柔软，压之无凹陷性水肿，唇红部颜色正常。口内检查见舌背深沟，沿主线向周围放射状排列。诊断为

A. 湿疹糜烂性唇炎

B. 干燥脱屑性唇炎

C. 肉芽肿性唇炎

D. 梅－罗综合征

E. 沟纹舌

20. 三期梅毒树胶肿的好发部位是

A. 牙龈　　　　　B. 颊部

C. 硬腭　　　　　D. 舌背

E. 唇

21. 以下棘层细胞松解现象的检查方法不包括

A. 尼氏征试验　　B. 揭皮试验

C. 斑贴试验　　　D. 探针试验

E. 免疫荧光检查法

22. 上颌切牙开髓时，应由舌面窝向颈部方位钻入的原因是

A. 近－远中径近切嵴处髓腔最宽

B. 横切面髓腔呈三角形

C. 横切面髓腔唇侧比舌侧宽

D. 在牙颈部附近髓腔唇－舌侧径最大

E. 根管粗、直，根尖孔大

23. 复杂冠根折时，根折处近颈部，为促进断根愈合，需固定

A. 2 周　　　　　　　B. 3 周

C. 4 周　　　　　　　D. 4 个月

E. 6～8 个月

24. 有关牙瘤的正确描述是

A. 牙齿中结缔组织发生的良性肿瘤

B. 由单个或多个牙胚组织异常增生而形成

C. 由牙及牙周组织发生异常增殖而形成

D. 表现为规则的高密度钙化团块

E. 多发性牙瘤常见

25. 患者，男性，30 岁。左下后牙遇冷热水疼痛半年。左下后牙进食冷热食物时感短暂的疼痛不适，近一周来出现阵发性自发疼痛，遇冷水疼痛加重，偶有夜间疼痛，不能入睡。检查：35 牙近中𬌗面深龋洞，其内大量腐质，探诊敏感，叩痛（±），无松动，牙龈无异常。为明确诊断，进一步检查首选的是

A. 牙周探诊　　　B. 选择性麻醉

C. 牙髓温度测验　D. 牙髓电活力测验

E. 根尖片

二、多选题：每道试题由 1 个题干和 5 个备选答案组成，题干在前，选项在后。选项 A、B、C、D、E 中至少有 2 个正确答案。

26. 义齿及冠桥试戴中，调𬌗的目的有

A. 去除咬合早接触

B. 去除下颌前伸和侧牙殆运动的殆干扰

C. 磨改磨耗牙的尖锐边缘嵴

D. 调改邻牙间的不良接触

E. 均可一次调改完成

27. 拔牙后应注意
    A. 口内压迫止血的棉卷于 30 分钟后吐出
    B. 2 小时后方可进温、软食物
    C. 拔牙术后当日起，唾液内不应有血丝或呈淡红色，否则应及时就诊
    D. 拔牙后不要反复吐唾及吮吸创口
    E. 术后当日即可手术侧咀嚼

28. 殆创伤对牙周组织的影响不包括
    A. 单纯、短期的殆创伤可以引起牙周袋
    B. 牙动度增加是诊断殆创伤的唯一指征
    C. 殆创伤可以加重牙周炎时牙槽骨的吸收
    D. 殆创伤不增加牙松动
    E. 引起牙龈炎

29. 龋损的好发部位有
    A. 殆面   B. 颊面
    C. 舌面   D. 邻面
    E. 轴面

30. 尼氏征检查为阴性的大疱性疾病包括
    A. 寻常型天疱疮
    B. 良性黏膜类天疱疮
    C. 大疱性类天疱疮
    D. 副肿瘤性天疱疮
    E. 红斑型天疱疮

31. 根据固位形式不同，全颌覆盖式种植义齿可分为
    A. 杆卡附着式   B. 球状附着式

C. 单端附着式   D. 磁性固位式

E. 套筒冠附着式

32. 以下关于嵌体蜡型的说法，正确的是
    A. 制作蜡型的材料有铸造蜡、塑料蜡及自凝塑料
    B. 可采用直接法、间接法和间接直接法
    C. 双面嵌体铸道应安插在蜡型的牙尖处
    D. 蜡型表面粗糙
    E. 蜡型组织面清晰

33. 安放牙钳时，正确的方法是
    A. 钳喙纵轴应与牙长轴平行
    B. 钳喙应置于牙冠釉质上并与之贴紧
    C. 安放时钳喙应沿颊腭侧插入
    D. 安放好牙钳后应再次核对牙位
    E. 正确选用拔牙钳

34. 对于骨折线上的牙，应拔除的是
    A. 已明显松动的牙
    B. 已冠折的牙
    C. 有深龋的牙
    D. 大部分牙根裸露的牙
    E. 有炎症的牙

35. 早期诊断青少年牙周炎的依据为
    A. 年轻患者
    B. 牙石等刺激物不多
    C. 少数牙松动、移位或有邻面深牙周袋
    D. 局部炎症不明显
    E. 殆翼片上第一磨牙和切牙有改变

36. 下列处理剂常用于牙本质处理的是
    A. 磷酸溶液   B. 草酸铁溶液
    C. 10-3 溶液   D. 羧酸
    E. EDTA 溶液

37. 成人中最常见的颌骨骨髓炎感染途径为

A. 牙槽脓肿　　　B. 冠周炎

C. 拔牙创感染　　D. 血行感染

E. 牙周炎

38. 牙周病的全身易感因素包括

A. 遗传

B. 吞噬细胞数目减少或功能异常

C. 性激素

D. 吸烟

E. 糖尿病

39. 影响牙周探诊准确性的因素有

A. 根面附着的龈下牙石

B. 牙龈组织炎症性水肿

C. 探诊力量

D. 探诊角度和方向

E. 牙周探针的类型

40. 口腔检查应遵循

A. 由前至后

B. 由外及内

C. 由浅入深

D. 健、患两侧对比

E. 上、下部位对比

41. 正畸治疗过程中牙周组织可能出现的反应有

A. 菌斑堆积引起牙龈炎症

B. 牙龈增生

C. 牙龈退缩

D. 牙根吸收

E. 牙槽骨吸收和附着丧失

42. 提高全口义齿固位和稳定，可采取的措施有

A. 尽可能扩大基托面积

B. 准确的印模

C. 有利的磨光面形态

D. 合理的排牙

E. 指导患者正确使用义齿

43. 为提高金瓷结合强度，正确的要求是

A. 基底冠表面喷砂处理

B. 烤瓷的热膨胀系数略小于合金

C. 金属表面涂布粘结剂

D. 可在基底冠表面设计倒凹固位

E. 应清除基底冠表面油污

44. 预防性树脂充填术是窝沟龋的有效防治方法，该治疗技术采用窝沟封闭剂，窝沟封闭剂的主要组成有

A. 树脂　　　　　B. 稀释剂

C. 引发剂　　　　D. 氟化物

E. 干燥剂（乙醇）

45. 下列关于多形红斑口腔病损的临床表现，描述正确的是

A. 最常见的病变为大面积糜烂，表面有大量的纤维素性渗出物形成厚的假膜

B. 唇部常形成较厚的黑色血痂

C. 疼痛明显，影响进食

D. 下颌下淋巴结肿大，有压痛

E. 发病急，具有自限性和复发性

三、共用题干单选题：以叙述一个以单一病人或家庭为中心的临床情景，提出 2~6 个相互独立的问题，问题可随病情的发展逐步增加部分新信息，每个问题只有 1 个正确答案，以考查临床综合能力。答题过程是不可逆的，即进入下一问后不能再返回修改所有前面的答案。

（46~47 共用题干）

患者，男性，16 岁。1 小时前牙外伤就诊。检查：冠1/3 折未露髓，折断面敏感，叩诊（＋），冷测一过性敏感。

46. 医生让患者去做 X 线片检查，目的是为了确定

A. 髓腔大小　　　B. 牙根长度

C. 有无根折　　　D. 牙周情况

E. 根尖发育

47. 若 X 线检查未见异常，下列处理首选的是
    A. 盖髓治疗　　　B. 充填治疗
    C. 安抚治疗　　　D. 活髓切断
    E. 根管治疗

（48～52 共用题干）

　　患儿，女性，12 岁。因"右下后牙区肿痛 3 天，伴同侧面部肿胀"来诊。口腔检查：右侧下颌第一前磨牙牙槽黏膜红肿，隆起有波动感，牙体未发现龋，亦未探及牙周袋，𬌗面中央可见直径约 2mm 的圆形黑环，中央有一黑色小点，叩痛（＋＋＋）。

48. 该病诊断为
    A. 急性牙髓炎　　　B. 根尖周脓肿
    C. 骨膜下囊肿　　　D. 黏膜下囊肿
    E. 根尖周肉芽肿

49. 最可能的病因是
    A. 血源性感染
    B. 化学刺激
    C. 畸形中央尖导致的感染
    D. 隐裂牙导致的感染
    E. 口腔肿瘤

50. 需进一步进行的检查是
    A. 咬合诊　　　B. 探诊
    C. X 线片　　　D. 牙胶片示踪法
    E. 染色检查

51. 进一步检查的目的是判断
    A. 有无牙裂
    B. 邻牙是否龋损
    C. 牙髓有无活力
    D. 根尖是否发育完成
    E. 根尖是否有炎症

52. 首次就诊的处理是
    A. 开髓减压
    B. 拔髓引流
    C. 拔髓引流，脓肿切开

D. 脓肿切开
E. 单纯给予抗生素

（53～58 共用题干）

　　患者，男性，40 岁。右侧后牙剧烈疼痛 1 天。患者 2 周前开始感觉右侧牙隐痛，1 天前无明显诱因出现右侧后牙自发性疼痛，呈阵发性发作，不能定位疼痛牙，冷水刺激时疼痛加重，放射至右侧头部。昨晚疼痛导致不能入睡，自服止痛药后疼痛能缓解 1 小时左右。检查：16 牙远中𬌗面深龋洞，达牙本质深层，无探痛，未探及穿髓孔，叩痛（＋），无松动。其余未见明显异常。

53. 若温度测试结果为：16 牙热诊激发痛，持续 10 秒，对照牙 26 正常。X 线片示 16 牙远中龋坏近髓，根尖周膜增宽。16 牙的诊断为
    A. 急性牙髓炎
    B. 慢性牙髓炎急性发作
    C. 慢性牙髓炎
    D. 急性根尖周炎
    E. 慢性根尖周炎急性发作

54. 拟对 16 牙进行根管治疗，根管预备应遵循的原则是
    A. 主尖锉应较初尖锉大 1～2 号
    B. 遵循根管原有的解剖形态
    C. 使用小号器械扩大根尖孔以建立引流
    D. 每使用 3 支根管锉后进行根管冲洗
    E. 使用 G 钻进行冠部预敞以建立根管通路

55. 关于根管预备技术，正确的是
    A. 标准技术适用于轻中度的弯曲根管
    B. 逐步后退技术可增加根尖区预备的手感，提高预备效率
    C. 与逐步后退技术相比，逐步深入技术更有利于保持准确的工作长度

D. 镍钛机动根管预备不需建立根管通路

E. 使用机用器械需适当加压、间断预备，以防器械分离

56. 根管预备中拟采用 17% EDTA 和 5.25% 次氯酸钠冲洗液冲洗根管，使用 EDTA 的主要目的是

    A. 溶解根管壁牙本质

    B. 去除玷污层

    C. 发泡作用

    D. 溶解坏死组织

    E. 有效杀灭根管内残留细菌

57. 接诊医生对 16 牙进行局麻下去腐、开髓、揭髓顶，探及 MB、DB、P 三个根管，并发现近颊根管附近疑似有第四个根管 MB2，关于 MB2 的描述正确的是

    A. 上颌第一磨牙近颊根的多根管发生率约为 32%

    B. 常位于近颊根管与腭侧根管口的连线上或其远中侧

    C. 使用三弯探针在显微镜下进行根管探查

    D. 如遇可疑 MB2 根管口，换 6 号或 8 号 H 锉探查

    E. 在探查 MB2 根管前，髓腔入口需修整为斜方形

58. 接诊医生拟进行 16 牙根管侧方加压充填，使用副尖时应注意的是

    A. 副尖的大小应比侧方加压器大一号，以使充填致密

    B. 副尖无须涂布根管封闭剂

    C. 副尖需插入到侧方加压器加压的深度，反复操作至根管紧密填塞

    D. 如副尖不能到达先前侧方加压器的深度，则无须使用副尖

    E. 放置副尖前应先用携热器从根管口处切断主牙胶尖

(59 ~ 61 共用题干)

患儿，男性，4 岁。家长诉蛀牙求治。临床检查：患儿口腔行为评估 Frankl 4 级，全口乳牙列，51、61 牙近远中邻面、唇侧龋坏，探质软，冷热刺激反应正常，龈正常，无松动；54 牙远中及咬合面未见明显龋洞，但远中边缘嵴呈墨浸状改变，无叩痛，无松动，龈正常。影像学检查显示 51、61 牙龋损达牙本质浅层，54 牙病变达牙本质中层，未见牙根吸收，未见根尖周及根分歧暗影，11、21 及 14 继承恒牙胚未见异常。余牙未见明显异常。

59. 51、61 牙最恰当的治疗计划为

    A. 涂氟

    B. 乳前牙透明成形冠树脂修复术

    C. 玻璃离子充填术

    D. 渗透修复术

    E. 复合树脂充填术

60. 为明确 54 牙诊断，下列辅助检查最为恰当的是

    A. 全口牙位曲面体层 X 线片

    B. 锥形束 CT

    C. 咬合翼片

    D. 根尖片

    E. 头颅侧位片

61. 患儿 54 牙最恰当的治疗方案为

    A. 磨除龋坏组织，涂氟

    B. 护髓后行玻璃离子充填 + 金属预成冠修复术

    C. 玻璃离子充填修复术

    D. 渗透修复术

    E. 复合树脂充填术

(62 ~ 65 共用题干)

患儿，男性，8 岁。因左上后牙牙面龋坏就诊。检查：26 牙𬌗面深龋，探诊无不适，叩诊无不适，X 线片示深龋近髓，

26 牙根未完全发育。患牙治疗时发生意外穿髓，穿髓孔直径小于 0.5mm。

62. 该牙适合的治疗方法是

    A. 直接盖髓术　　　B. 间接盖髓术

    C. 牙髓切断术　　　D. 根尖诱导成形术

    E. 根管治疗术

63. 若未露髓，治疗过程中可保留部分龋坏牙本质，其目的是

    A. 观察牙髓状况

    B. 促进牙本质的形成

    C. 杀灭细菌

    D. 保护牙髓

    E. 再矿化

64. 对患牙的治疗方案影响较小的是

    A. 龋坏组织是否去除干净

    B. 牙髓断面的处理药物

    C. 患者的年龄、牙位

    D. 患牙的病变程度

    E. 患者的全身情况

65. 该患牙治疗成功的标准不包括

    A. 无异常松动

    B. 无龈瘘、无肿胀

    C. 根尖延长、管腔缩小

    D. 管壁增厚

    E. X 线片示根尖周无病变

四、案例分析题：每道案例分析题有 3 ~ 12 问。每问的备选答案至少 6 个，最多 12 个，正确答案及错误答案的个数不定。考生每选对一个正确答案给 1 个得分点，选错一个扣 1 个得分点，直至扣至本问得分为 0，即不含得负分。案例分析题的答题过程是不可逆的，即进入下一问后不能再返回修改所有前面的答案。

（66 ~ 68 共用题干）

    患者，女性，45 岁。因"左下后牙治疗后不适数日"来诊。口腔检查：左下 7

叩诊（＋＋＋），冷、热刺激敏感。X 线片：根管内可见高密度影，髓腔内高密度影，无正常髓室底形态。初步诊断为髓室底穿孔。

66. 开髓过程中造成髓室底穿孔的原因有

    A. 开髓洞形居中

    B. 髓室底产生龋损

    C. 髓室严重钙化，基本消失

    D. 牙冠严重磨损变短，按牙冠常规长度进行开髓

    E. 将髓室底当成髓室顶磨除

    F. 建立进入根管的直线通路

67. 关于髓室底穿孔的预防，叙述错误的是

    A. 开髓前进行 X 线检查

    B. 应用牙科手术显微镜寻找根管口

    C. 在推测的根管口附近，采用顶端较大的钻或去牙本质的超声锉去除牙本质

    D. 老年患者可完全根据继发性与原发性牙本质的颜色不同来找寻根管口

    E. 揭除髓室顶时，正确判断髓室顶和髓室底

    F. 仔细、少量地去除根管周围牙本质

68. 关于髓室底穿孔的治疗方法，叙述正确的是

    A. 如果不存在感染，则可立即进行穿孔的修补封闭

    B. 龋病导致的感染性髓室底穿孔的患牙，应彻底去除息肉和髓室内的龋损组织

    C. 修补穿孔时，应进行患牙的分离隔湿，预防唾液污染创面

    D. 可采取牙根分离术或牙半切除术

    E. 最好是复诊时再行穿孔修补

    F. 穿孔较小时，则初诊时可在穿孔处用氢氧化钙糊剂或碘仿糊剂封闭

(69～72 共用题干)

患者，男性，27 岁。因"全口牙齿发黄，前牙黄白相间"来诊。患者自小生长在河北任丘地区，自上小学替牙后开始不知何因牙齿逐渐发黄，颜色越来越深。曾在当地医院用药水治疗后，牙齿颜色稍有变浅，几年后又恢复。当地许多人牙齿都表现为黄色、褐色、暗棕色，年龄越大牙齿颜色越深。口腔检查：全口牙齿呈黄褐色，光泽较差，大小、外形正常，牙面有白色斑块模糊不清与黄褐色条纹相间杂；质地较硬，表面毛糙不光滑，无探痛；叩诊无不适；下颌殆面重度磨损，探诊敏感，冷、热测试（＋），叩诊（－）；全口牙齿未见明显龋损。牙周组织检查：牙齿无松动，牙石（＋），牙龈乳头轻度水肿，无牙周袋。

69. 可能的诊断是

A. 四环素牙

B. 氟斑牙

C. 釉质发育不全

D. 浅龋

E. 遗传性乳光牙本质

F. 牙本质过敏症

G. 牙周炎

H. 牙龈炎

70. 为明确诊断需要进行的检查包括

A. 探诊　　　　　B. X 线检查

C. 松动度　　　　D. 龈沟液检查

E. 牙周袋探查　　F. 牙髓活力测试

G. 血常规　　　　H. 咬合力检查

71. 诊断依据包括

A. 替牙后全口牙齿逐渐发黄，颜色越来越深，呈花纹样

B. 从小生长在河北省任丘地区

C. 药水治疗牙齿后，颜色稍有变浅，几年后又恢复

D. 当地许多人牙齿都为黄褐色、暗棕色，年龄越大牙齿颜色越深

E. 牙面有白色斑块，模糊不清与黄褐色条纹相间杂

F. 探诊质地较硬，无探痛

G. 下颌面重度磨损，探诊敏感，冷、热测试（＋），叩诊（－）

H. 全口牙齿未见明显龋损

72. 治疗的原则应包括

A. 牙齿美白　　　B. 咬合调整

C. 龈上洁治　　　D. 龈下刮治

E. 脱敏治疗　　　F. 色斑磨除

G. 牙面抛光

(73～76 共用题干)

患者，女性，20 岁。因双侧后牙咀嚼无力就诊。

73. 检查：双侧上颌第一磨牙松动Ⅱ度，下切牙松动Ⅰ度，口腔卫生尚好。诉父亲 40 岁前已有多个牙松动脱落。若进一步确诊，必须进行的辅助检查是

A. 血液学检查

B. 对松动牙行牙髓电活力测试

C. 龈下菌斑涂片

D. 口腔卫生习惯检查

E. X 线片

F. 探查牙周袋深度

74. 初步诊断为侵袭性牙周炎。最可能发现的体征是

A. 牙周袋探诊深度 PD ＞5mm

B. X 线片示上颌第一磨牙牙周膜增宽

C. X 线片示上颌第一磨牙牙槽骨垂直吸收

D. 牙龈退缩

E. 切牙间隙增大

F. X 线片示上颌第一磨牙根尖周阴影

75. 进一步检查明确诊断为广泛性侵袭性牙周炎。应选择的治疗方案包括

A. 牙周基础治疗

B. 定期复查

C. 全身抗生素疗法

D. 拍摄 X 线片，决定第一磨牙的治疗方案

E. 可定期做龈下菌斑细菌学检查

F. 拔除双侧上颌第一磨牙后择期修复

76. 患者完成基础治疗 1 个月后复诊，诉右侧后牙仍有咀嚼不适。检查见右上第一磨牙颊侧根分叉病变Ⅲ度，近中根牙槽骨吸收近根尖，腭根和远中根牙槽骨吸收至根中 1/2，牙松动Ⅰ度。牙周手术首选

A. 翻瓣术　　　　B. 引导组织再生术

C. 截近中根术　　D. 截双颊根术

E. 隧道成形术　　F. 根向复位瓣术

(77 ~ 80 共用题干)

患者，女性，50 岁。口内多处糜烂 3 个月。4 个月前曾有发热史，后咳嗽 3 个月。临床检查：双颊、舌腹、腭部见较大面积糜烂面，探针试验（＋），下前牙牙龈 Nikolsky 征（＋）。

77. 结合病史及损害特点，考虑该病例的诊断印象为

A. 多形红斑

B. 疱疹性口炎

C. 寻常型天疱疮

D. 良性黏膜类天疱疮

E. 大疱性类天疱疮

F. 糜烂型扁平苔藓

78. 该类疾病的组织病理学特点

A. 上皮下疱

B. 棘层松解，上皮内疱

C. 上皮层坏死崩解，钉突消失

D. 上皮角化不全，固有层淋巴细胞带状浸润

E. 上皮过度角化

F. 基底膜液化变性

79. 为了进一步确诊，患者还应该行的检查有

A. 血常规　　　　B. 肺部检查

C. 免疫荧光检查　D. ELISA 检查

E. 肝功能　　　　F. 尿常规

80. 对该类疾病的治疗方案不包括

A. 青霉素　　　　B. 局部用药

C. 全身支持疗法　D. 糖皮质激素

E. 免疫抑制剂　　F. 生物制剂

(81 ~ 84 共用题干)

患者，女性，57 岁。口干口渴、牙龈红肿出血 6 个月。口腔检查：口腔干燥，唾液少而黏稠，舌体肿大，丝状乳头萎缩，菌状乳头充血。全口多数牙牙周袋深达 5mm，松动Ⅰ～Ⅱ度，牙石（＋＋），牙龈探诊出血。随机血糖 31.1mmol/L。

81. 该患者口腔病损的主要原因是

A. 真菌感染　　　B. 病毒感染

C. 糖尿病　　　　D. 贫血

E. 细菌感染　　　F. 血糖偏高

82. 考虑该患者口干的原因是

A. 多尿　　　　　B. 酮症酸中毒

C. 高渗血浆　　　D. 用药

E. 唾液功能下降　F. 精神因素

83. 缓解该患者口干的措施有

A. 饮水

B. 口服环戊硫酮（茴三硫）

C. 酸刺激

D. 控制血糖

E. 口服溴己新

F. 人工唾液

84. 该患者进行牙周治疗效果最好的时间为

A. 糖尿病控制前

B. 控制糖尿病与牙周治疗同时进行

C. 除应急处理外，其余治疗应在糖尿病控制后

D. 糖尿病控制后又失控时

E. 无需控制糖尿病

F. 糖尿病开始治疗后的任何时候

（85~88 共用题干）

患者，女性，45 岁。下唇溃烂 1 周。患者 1 周前外出钓鱼，随后下唇溃烂、疼痛，妨碍进食，伴流血，经抗感染治疗后，症状减轻。检查下唇唇红可见广泛充血、糜烂，表面少量渗液，下唇肿胀、触痛，口内黏膜未见明显异常。

85. 该病最可能的诊断是

A. 慢性糜烂性唇炎

B. 血管神经性水肿

C. 光化性唇炎

D. 慢性盘状红斑狼疮

E. 浆细胞性唇炎

F. 坏死性口炎

86. 应与本病相鉴别的是

A. 唇疱疹

B. 血管神经性水肿

C. 扁平苔藓

D. 慢性盘状红斑狼疮

E. 浆细胞性唇炎

F. 良性淋巴增生性唇炎

87. 本病可能的转归有

A. 自愈

B. 转成慢性

C. 唇部畸形

D. 反复发作

E. 癌变

F. 并发皮肤日光性湿疹

88. 以下关于本病的处理方案错误的是

A. 局部治疗

B. 全身治疗

C. 手术治疗

D. 免疫治疗

E. 物理治疗

F. 增加户外体育锻炼

（89~92 共用题干）

患儿，11 岁 5 个月。家长诉患儿 1 小时前运动时不慎摔伤，致上前牙脱落，10 分钟内置于牛奶中保存，遂来诊。无头晕、恶心，口内检查示右上中切牙脱落，近中切角釉质 - 牙本质折断，左上中切牙近中切角釉质 - 牙本质折断，叩诊不适，松动 Ⅰ~Ⅱ度。

89. 患儿最佳的诊断为

A. 11 亚脱位，21 简单冠折

B. 11 亚脱位，21 复杂冠折

C. 11 全脱出，21 复杂冠折

D. 11 全脱出，21 简单冠折

E. 11 简单冠折，21 复杂冠折

F. 11 简单冠折，21 简单冠折

90. 对于脱落患牙首诊处理正确的是

A. 用手或上前牙钳夹住牙冠，生理盐水冲洗清洁牙齿表面

B. 用小棉球蘸生理盐水小心轻柔地把表面污物蘸掉

C. 用生理盐水冲出牙槽窝内的血凝块

D. 用轻柔的力量将牙齿再植

E. 弹性固定 4 周

F. 必须使用全牙列殆垫

91. 关于离体牙保存介质，不正确的是

A. Hanks 平衡盐溶液（HBSS）

B. 唾液

C. 牛奶

D. 生理盐水

E. 无菌蒸馏水

F. 过氧化氢溶液

92. 再植牙进行牙髓治疗的最佳时间为

A. 再植后即刻　　B. 再植后 2 周内

C. 再植后 3 周内　D. 再植后 4 周内

E. 再植后 6 周内　F. 再植后 8 周内

（93～96 共用题干）

患者，女性，37 岁。根管治疗一年后复查。检查：45 牙咬合面充填体完全脱落，叩诊不适，冷热刺激不敏感，牙龈无红肿。

93. 拍摄 X 线片，提示已行根管治疗，但效果不佳的是
    A. 根管内高密度充填影，根尖周阴影并无减小
    B. 根管内高密度充填影，根尖周阴影范围缩小
    C. 根管内无充填影，根尖周阴影并无减小
    D. 根管内无充填影，根尖周阴影范围扩大
    E. 髓腔内高密度充填影像，根尖周阴影范围扩大
    F. 髓腔内高密度充填影像，根尖周无阴影

94. 若根管治疗后出现新的根尖周透射影或根尖周阴影扩大，应注意的鉴别诊断不包括
    A. 感染根管所引起的慢性根尖周炎
    B. 根尖外感染
    C. 根尖周真性囊肿
    D. 异物反应
    E. 根尖周瘢痕
    F. 根尖周袋状囊肿

95. 对于常规根管治疗后疾病的治疗，以下说法错误的是
    A. 追踪观察和对病情的评估
    B. 进行根管再治疗
    C. 根尖外科手术治疗
    D. 全冠修复
    E. 拔牙
    F. 复合树脂充填治疗

96. 经过评估，拟行根管再治疗。再治疗过程中根管充填致密，充填材料与根管壁间无缝隙，可采用的处理牙胶的方法不包括
    A. 溶剂溶化牙胶　B. 加热软化牙胶
    C. 超声清除牙胶　D. 手用器械去除
    E. 机用器械去除　F. 分层逐步去除

（97～100 共用题干）

患者，女性，30 岁。主诉上前牙牙龈退缩，要求治疗改善美观。

97. 检查时需要注意的内容是
    A. 咬合状态
    B. 牙龈是否有炎症水肿
    C. 牙根面是否有缺损
    D. 牙龈退缩的程度
    E. 角化龈的宽度
    F. 前庭沟的深度
    G. 牙根的长度
    H. 牙槽骨吸收程度

98. 提示　患者上颌 13－23 多个牙的牙龈退缩为 Miller Ⅱ 类，且角化龈充足。若考虑进行牙根覆盖，以下说法正确的是
    A. 若前庭沟深度不足，可单纯采用冠向复位瓣术
    B. 可采用上皮下结缔组织移植术
    C. 可采用引导组织再生术
    D. 可采用游离龈移植术
    E. 可采用脱细胞真皮基质移植物和冠向复位瓣术
    F. 并非牙根覆盖手术适宜病例

99. 关于游离龈移植术，以下说法正确的是
    A. 腭侧取瓣时 15 号刀片的刃部可以完全进入组织
    B. 腭部创口可以不用处理让其自然愈合

C. 受植区的血凝块有利于移植组织的存活

D. 第2～3天时开始有血管长入移植组织内并与残存的部分毛细血管吻合

E. 若处理得当，移植组织不会发生收缩

F. 局麻时注意勿将麻药注入受植区

100. 若患者不希望造成腭部创口，进行多个前牙裸露牙根覆盖治疗应选择的术式是

A. 若牙龈厚度适当、前庭沟深度适当，可单纯采用冠向复位瓣术

B. 可采用引导组织再生术

C. 可采用ADMG＋CAF术式

D. 可采用EMD＋CAF术式

E. 可采用侧向转位瓣术

F. 可采用基于ADMG的隧道术

全真模拟试卷（六）

一、单选题：每道试题由 **1** 个题干和 **5** 个
备选答案组成，题干在前，选项在后。
选项 **A、B、C、D、E** 中只有 **1** 个为
正确答案，其余均为干扰选项。

1. 在大疱性类天疱疮上皮－结缔组织分离
   中起重要作用的是
   A. 嗜碱性粒细胞　　B. 嗜酸性粒细胞
   C. 中性粒细胞　　　D. 肥大细胞
   E. 朗格汉斯细胞

2. 引起根尖周炎的物理创伤因素不包括
   A. 牙体受外力打击
   B. 咬合创伤
   C. 根管治疗器械超出根尖孔
   D. 拔除邻牙时被撬动
   E. 塑化液流到根尖周

3. 急性牙髓炎最有效的应急处理方法是
   A. 开髓引流　　　　B. 局部麻醉镇痛
   C. 药物镇痛　　　　D. 针灸镇痛
   E. 消炎镇痛

4. 牙本质龋充填时，对牙髓刺激最大的材
   料是
   A. 水门汀类
   B. 氧化锌－丁香油糊剂
   C. 银汞合金
   D. 复合树脂
   E. 玻璃离子

5. 牙齿发育异常不包括
   A. 结构异常　　　　B. 牙列异常
   C. 形态异常　　　　D. 数目异常
   E. 萌出异常

6. 银汞合金充填治疗后，修复部位不可咀

嚼食物的时间是
   A. 30 分钟　　　　　B. 1 小时
   C. 6 小时　　　　　 D. 24 小时
   E. 1 周

7. 楔状缺损的预防和治疗原则不包括
   A. 纠正横刷牙习惯
   B. 调整咬合力负担
   C. 涂布氟化物，提高耐酸性
   D. 改正喜吃酸性食物的习惯
   E. 并发牙髓病时行根管治疗

8. 牙槽骨吸收程度分三度，Ⅱ度吸收是指
   A. 吸收≤1/3 根长
   B. 1/3 根长＜吸收＜2/3 根长
   C. 1/2 根长≤吸收＜2/3 根长
   D. 1/3 根长≤吸收≤1/2 根长
   E. 吸收≥2/3 根长

9. 釉质龋脱矿的最早表现是
   A. 表层下出现透明带
   B. 牙表面龋洞形成
   C. 芮氏线、釉质横纹明显
   D. 棕色龋斑出现
   E. 病损发生潜行性破坏

10. 下列不是牙隐裂产生原因的是
    A. 牙齿结构缺陷　　B. 高陡牙尖
    C. 咬合创伤　　　　D. 酸的作用
    E. 磨损

11. 以下不是龋病药物治疗适应证的是
    A. 恒牙釉质早期龋，尚未形成龋洞
    B. 乳前牙邻面浅龋，1 年内将被恒牙
       替换
    C. 静止龋，如𬌗面点隙龋损，由于咬

合磨耗，将点隙磨掉，呈一浅碟状，将使龋损环境消失

D. 乳磨牙牙合面广泛性浅龋，1 年内将被恒牙替换

E. 急性龋

12. 诊断慢性根尖周炎的主要依据是
   A. 有轻度叩痛
   B. 有咬合痛
   C. 牙髓温度测验无反应
   D. 根尖区黏膜肿胀
   E. X 线片示根尖周骨质破坏

13. 根尖 1/3 折断后的处理为
   A. 患牙休息，密切观察
   B. 调磨，结扎固定
   C. 理疗，夹板固定
   D. 尽快行 RCT
   E. 根尖切除术

14. 感染根管内的主要细菌是
   A. 专性厌氧菌
   B. 兼性厌氧菌
   C. 专性好氧菌
   D. 微需氧菌
   E. 耐氧菌

15. 患者，女性，67 岁。口腔内出现水疱。病理检查示：上皮完整，上皮与结缔组织之间有裂隙，无棘层松解，免疫荧光直接法检查，可见基底膜区有一连续的细长的荧光带。诊断首先考虑
   A. 天疱疮
   B. 瘢痕性类天疱疮
   C. 多形红斑
   D. 扁平苔藓
   E. 大疱性天疱疮

16. 患者，女性，25 岁。右下后牙遇冷热、酸甜敏感约 3 个月。2 天前无明显诱因出现尖锐剧痛，夜间痛，呈阵发性，自服镇痛药不能缓解。检查：46 远中牙合面龋坏，无叩痛，无松动，冷测激

发痛，龈无异常。X 线片显示 46 远中牙合面透射影像近髓，根尖周未见异常。该牙的诊断和治疗方法是
   A. 46 深龋、间接盖髓术
   B. 46 深龋、直接盖髓术
   C. 46 可复性牙髓炎、直接盖髓术
   D. 46 慢性牙髓炎急性发作、活髓切断术
   E. 46 慢性牙髓炎急性发作、根管治疗术

17. 患者，男性，55 岁。右上后牙咬物不适半年。检查：16 近中牙合面充填体边缘龋洞，可探入，无探痛，叩痛（+），无松动，冷诊迟缓痛，刺激去除后，疼痛持续一段时间。X 线片示 16 近中牙合面高密度影像下方透射影近髓，根尖周膜轻度增宽。该牙的诊断是
   A. 继发龋
   B. 可复性牙髓炎
   C. 急性牙髓炎
   D. 慢性牙髓炎
   E. 慢性根尖周炎

18. 牙周膜纤维的主要胶原纤维类型是
   A. Ⅰ型
   B. Ⅱ型
   C. Ⅲ型
   D. Ⅳ型
   E. Ⅴ型

19. 下列检查中，可复性牙髓炎患者最敏感的是
   A. 叩诊
   B. 探诊
   C. 温度测试
   D. 咬诊
   E. 酸甜刺激

20. 患者，女性，33 岁。因牙齿松动就诊。检查：多数牙齿松动、移位，牙周袋探诊深度 5 ~ 8mm。疑为侵袭性牙周炎，诊断前最为重要的辅助检查是
   A. X 线检查
   B. 咬合检查
   C. 家族史
   D. 细菌学检查
   E. 白细胞趋化功能检查

21. 患者，男性，60 岁。右上牙床肿痛 2 天。检查：全口牙石（＋＋），16 颊侧牙龈局限性隆起，波动感，有深牙周袋，患牙未见龋坏。余牙牙周袋探诊深度为 4~7mm。最有可能的诊断是
    A. 急性龈乳头炎　　B. 急性牙龈脓肿
    C. 急性牙槽脓肿　　D. 急性牙周脓肿
    E. 根分叉病变

22. 患者，女性，25 岁。口腔反复溃疡 2 年，1 个月发作一次，通常为单个溃疡，1 周左右愈合。舌尖溃疡 2 天，疼痛明显。口腔检查：舌尖可见绿豆大小溃疡，周围黏膜充血。否认外生殖器溃疡病史。本病可能的诊断是
    A. 疱疹性口炎
    B. 重型阿弗他溃疡
    C. 轻型阿弗他溃疡
    D. 口炎型口疮
    E. 创伤性溃疡

23. 血小板减少性紫癜最常见的口腔表现是
    A. 牙龈红肿糜烂
    B. 舌部白色假膜
    C. 黏膜瘀斑或血肿
    D. 口干，味觉减退
    E. 口腔溃疡

24. 充填体折断脱落常见的原因不包括
    A. 抗力形和/或固位形不佳
    B. 充填材料调制时间过短
    C. 充填压力不够
    D. 外形线圆缓
    E. 过早承担咬合力

25. 患儿，男性，4 岁。父母诉患儿牙龈出血半年。检查发现全口乳牙松动，首先应警惕发生的疾病是
    A. 心肌炎
    B. 糖尿病

C. 掌跖角化 - 牙周破坏综合征
D. 艾滋病
E. 急性肾炎

二、多选题：每道试题由 1 个题干和 5 个备选答案组成，题干在前，选项在后。选项 A、B、C、D、E 中至少有 2 个正确答案。

26. 牙齿结构异常包括
    A. 釉质发育不全
    B. 牙本质发育不全
    C. 氟牙症
    D. 先天性梅毒牙
    E. 萌出前冠内病损

27. 选择前牙时主要考虑的因素是
    A. 人工牙的生产厂家
    B. 人工牙的颜色
    C. 人工牙的形态
    D. 人工牙的大小
    E. 人工牙的质地

28. 以下固定义齿的桥体设计中，正确的是
    A. 桥体𬌗面的形态根据对颌牙的咬合关系设计
    B. 桥体𬌗面的颊舌径一般为缺失牙宽度的 2/3
    C. 桥体的龈端应紧压黏膜，防止食物嵌塞
    D. 正确恢复桥体唇颊面突度，保证食物对牙龈的生理刺激作用
    E. 桥体龈端应保持很高的光洁度

29. 错𬌗畸形的矫治方法有
    A. 预防性矫治　　B. 修复治疗
    C. 阻断性矫治　　D. 固定矫治
    E. 外科矫治

30. 以下关于龋病的非手术治疗，常用的方法有

A. 预防性树脂充填术

B. 充填治疗

C. 再矿化治疗

D. 浸润治疗

E. 应用氟化物增加牙齿对酸的抵抗力

31. 根管预备的基本原则是

A. 根尖区预备前要有准确的工作长度

B. 根管预备时需保持根管湿润

C. 根管锉不可跳号

D. 对弯曲根管，根管锉应预弯

E. 根尖至少应扩大为 20 号

32. 以下关于根尖手术中去骨的说法正确的是

A. 传统根尖手术中去骨区域的直径通常为 5mm

B. 显微根尖手术中去骨区域的直径可为 4mm

C. 去骨范围以骨腔内有足够空间操作去骨车针为标准

D. 去骨过程中需间断冲洗术区

E. 在口腔手术显微镜下辨识牙槽骨颜色较白，根尖颜色较暗、呈黄色

33. 根尖外科手术的禁忌证包括

A. 严重高血压　　B. 糖尿病

C. 哮喘　　　　　D. 心肌梗死

E. 白血病

34. 关于牙龈上皮的描述，正确的是

A. 牙龈上皮分口腔上皮、沟内上皮和结合上皮

B. 口腔上皮为角化或不全角化的复层鳞状上皮

C. 沟内上皮为无角化上皮

D. 沟内上皮无上皮钉突

E. 结合上皮在组织形态学和蛋白表达方面明显区别于口腔上皮和沟内上皮

35. 艾滋病的口腔表现包括

A. 牙龈线形红斑

B. 坏死性溃疡性牙周炎

C. 毛状白斑

D. 白念珠菌感染

E. 卡波西肉瘤

36. 正畸治疗引起的牙周不良反应，主要包括

A. 牙龈炎症

B. 牙龈退缩

C. 牙根吸收

D. 牙槽骨吸收和附着丧失

E. 坏死性牙龈炎

37. 关于口腔红斑病，下列说法正确的是

A. 口腔红斑比口腔白斑多见

B. 在临床和病理上不能诊断为其他疾病者

C. 包括局部感染性炎症所致的充血面，如结核及真菌感染等

D. 红斑属于癌前病变

E. 口腔红斑病因不明

38. 色素沉着息肉综合征的特点有

A. 口腔黏膜黑色素斑

B. 口周皮肤黑色素斑

C. 胃肠道多发性息肉

D. 家族遗传性

E. 性早熟

39. 窝洞封闭剂的作用有

A. 封闭牙本质小管

B. 隔绝温度刺激

C. 隔绝化学刺激

D. 防止细菌侵入

E. 隔绝机械刺激

40. 关于深龋乳牙牙髓状态的判断，下列描述正确的是

A. 有自发性疼痛一定存在乳牙牙髓炎症

B. 深龋乳牙可无明显自觉症状

C. 牙髓电活力测验可准确判断深龋乳牙是否存在活髓

D. 乳牙深龋冷热刺激痛比成熟恒牙明显

E. 乳牙深龋自觉症状个体间差异大

41. 乳牙牙髓和根尖周病的诊断包括

A. 疼痛   B. 肿胀

C. 松动   D. 牙髓电活力测验

E. X 线片

42. 关于牙外伤，下列说法正确的是

A. 牙外伤多数发生在上前牙，上颌侧切牙最多，其次是上颌中切牙

B. WHO 牙齿及口腔疾病国际分类法中，牙外伤记录 2 表示单纯牙釉质折断

C. 乳牙外伤多发生在 10 ~ 24 个月的幼儿，恒牙牙外伤高发人群是 6 ~ 13 岁的儿童

D. 牙外伤可单独破坏一种组织，也可使多种组织同时受累

E. WHO 牙齿及口腔疾病国际分类法中，牙外伤记录 5 表示牙外伤露髓

43. 理想的根尖倒充填材料应具有的特点包括

A. 良好的封闭性

B. 有抑菌性

C. 不溶于组织液

D. X 线阻射

E. 溶于无机溶剂

44. 牙根纵裂的可能原因有

A. 咬合创伤   B. 解剖结构

C. 过度根管预备   D. 根充过大压力

E. 根管桩道预备

45. 患者，女性，24 岁。主诉近 1 个月全口牙龈肿胀增生，牙龈质地松软，易出血。其可能的诊断为

A. 妊娠期龈炎   B. 牙龈纤维瘤病

C. 慢性龈炎   D. 白血病

E. 浆细胞性龈炎

三、共用题干单选题：以叙述一个以单一病人或家庭为中心的临床情景，提出 2 ~ 6 个相互独立的问题，问题可随病情的发展逐步增加部分新信息，每个问题只有 1 个正确答案，以考查临床综合能力。答题过程是不可逆的，即进入下一问后不能再返回修改所有前面的答案。

（46 ~ 49 共用题干）

患者，女性，30 岁。因"左上 4 颊侧牙龈退缩，要求治疗"来诊。

46. 牙龈退缩的程度按 Miller 分度，正确的是

A. 邻面牙槽骨或软组织无丧失，龈缘退缩未达到膜龈联合处为Ⅱ度

B. 邻面牙槽骨或软组织无丧失，龈缘退缩超过膜龈联合处为Ⅰ度

C. 邻面牙槽骨或软组织丧失，但仍位于唇侧龈退缩边缘的冠方，龈缘退缩超过膜龈联合为Ⅳ度

D. 邻面牙槽骨或软组织丧失已达到唇侧龈退缩的水平，龈缘退缩超过膜龈联合为Ⅴ度

E. 邻面牙槽骨或软组织丧失已达到唇侧龈退缩的水平，龈缘退缩超过膜龈联合为Ⅳ度

47. 提示   检查发现左上 4 牙龈退缩为 Miller 分度Ⅰ度，邻牙牙周健康。拟采用上皮下结缔组织移植术治疗该患牙的牙龈退缩。关于上皮下结缔组织移植术，叙述错误的是

A. 该手术的操作难度较大，然而成功率较高，术后牙龈退缩较少

B. 与游离龈移植术相比，造成的腭侧伤口小，术后牙龈的颜色与邻牙区也更相近，美观效果更好

C. 受植区在被治疗牙的唇侧距龈乳头顶部约 2mm 做一水平切口，龈乳头应包括在龈瓣内

D. 供区做矩形的 3 个切口，并翻起半厚瓣，从瓣下方切取一块大小合适的结缔组织

E. 受瓣区的半厚瓣冠向复位，需至少覆盖移植结缔组织的 1/2 ~ 2/3

48. 若该患者前庭沟过浅，但角化龈宽度足够，则应采用的手术方式是

　　A. 侧向转位瓣术

　　B. 游离龈移植术

　　C. 上皮下结缔组织移植术

　　D. 先行冠向复位瓣术，再行游离龈移植术

　　E. 先行游离龈移植术，再行冠向复位瓣术

49. 若治疗该患牙需要获得新附着，则采用的手术方式是

　　A. 侧向转位瓣术

　　B. 游离龈移植术

　　C. 上皮下结缔组织移植术

　　D. 引导组织再生术（GTR）

　　E. 冠向复位瓣术

（50 ~ 52 共用题干）

　　患者，女性，14 岁。左下前牙的唇侧牙间乳头呈球状突起，松软光亮，局部牙石较少，探诊未及附着丧失。

50. 最可能的诊断为

　　A. 青少年牙周炎

　　B. 妊娠期龈炎

　　C. 药物性牙龈增生

D. 青春期龈炎

E. 牙间乳头炎

51. 造成此患者牙龈肥大的可能原因是

　　A. 遗传因素　　　B. 吐舌习惯

　　C. 药物过敏　　　D. 上唇短

　　E. 菌斑刺激

52. 此患者的治疗措施中不应包括

　　A. 改正不良习惯

　　B. 教正确的刷牙方法

　　C. 调节激素水平

　　D. 牙周基础治疗

　　E. 养成上、下唇闭合习惯

（53 ~ 56 共用题干）

　　患者，男性，56 岁。8765|5678 缺失，双侧第一前磨牙作为基牙，远中𬌗支托，三臂卡环，舌杆大连接体。义齿戴用 1 周后，主诉基托压痛，基牙咬合痛。检查见舌系带根部有一个小溃疡，左侧下颌舌隆突处黏膜红肿，双侧下颌第一前磨牙叩痛，义齿各部分密合，咬合不高。

53. 舌系带根部溃疡的原因是

　　A. 义齿前后翘动

　　B. 义齿摘戴困难

　　C. 义齿下沉

　　D. 舌杆位置过低

　　E. 舌杆未缓冲

54. 左侧下颌舌隆突压痛的处理方法是

　　A. 义齿基托边缘磨除

　　B. 义齿基托组织面相应部位缓冲

　　C. 义齿重衬垫底

　　D. 调𬌗

　　E. 让患者吃较软的食物

55. 基牙疼痛的原因是

　　A. 牙髓炎　　　B. 根尖炎

　　C. 牙周炎　　　D. 受力过大

　　E. 牙本质过敏

56. 为了减轻基牙受到的扭力，可以采取的措施不包括
    A. 增加基牙　　　B. 用 RPI 卡环
    C. 人工牙减数　　D. 减小基托范围
    E. 用回力卡环

（57～62 共用题干）

牙病防治指导组派出一专家小组到某氟牙症流行地区调查流行状况及其影响因素。根据研究计划，他们进行了以下工作。

57. 易患氟牙症的年龄段是
    A. 0～7 岁　　　B. 8～15 岁
    C. 16～22 岁　　D. 23～30 岁
    E. 31 岁后

58. 饮水氟含量的适宜浓度为
    A. 0.2～0.6ppm
    B. 0.5～1.0ppm
    C. 1.0～1.5ppm
    D. 1.5～2.0ppm
    E. 2.0～2.5ppm

59. 检查中专家发现龋齿患病状况为 12 岁年龄组龋均 1.0，按 WHO 标准属于
    A. 很低　　　B. 低
    C. 中　　　　D. 高
    E. 很高

60. 在牙防所局部用氟预防龋齿研讨会上，专业人员就各种措施和方法进行探讨，3～6 岁的儿童含氟牙膏的用量是
    A. 和成人一样
    B. 不能使用
    C. 豌豆粒大小
    D. 农村用量要小
    E. 以上皆不正确

61. 学龄前儿童用含氟牙膏刷牙应该
    A. 用含氟化钠的牙膏
    B. 用量要多些
    C. 用 MFP 的牙膏更好

D. 监督指导下刷牙
E. 不要用水漱口

62. 含氟牙膏常用的氟化物不包括
    A. 单氟磷酸钠　　B. 氟化亚锡
    C. 氟化钠　　　　D. 氟化钙
    E. 氟化胺

（63～66 共用题干）

患者，女性，24 岁。主诉：上唇部肿胀。既往史：起床时偶然发现上唇部肿胀，入睡前上唇并无异常感觉。检查：以上唇为中心可见弥漫性肿胀，肿胀处按之可触及硬结，无疼痛等自觉症状。肿胀持续数小时后完全消失。实验室检查无明显异常。

63. 本病可能的诊断为
    A. 肉芽肿性唇炎
    B. 浆细胞性唇炎
    C. 良性淋巴组织增生性唇炎
    D. 腺性唇炎
    E. 唇血管神经性水肿

64. 本病的病因是
    A. 细菌感染　　　B. 病毒感染
    C. 自主神经紊乱　D. 遗传因素
    E. 变态反应

65. 以下关于本病的说法正确的是
    A. 是接触变应原后导致的唇炎
    B. 发病机制属于Ⅱ型变态反应
    C. 是一种传染病
    D. 特点是突发性局限性水肿，但消退较慢
    E. 是一种遗传性疾病

66. 以下治疗措施不宜用于本病的是
    A. 泼尼松口服
    B. 症状加重可皮下注射 0.1% 肾上腺素
    C. 口服抗生素

D. 10% 葡萄糖酸钙加维生素 C 静脉
注射

E. 中医中药治疗

四、案例分析题：每道案例分析题有 3~

12 问。每问的备选答案至少 6 个，最
多 12 个，正确答案及错误答案的个数
不定。考生每选对一个正确答案给 1
个得分点，选错一个扣 1 个得分点，
直至扣至本问得分为 0，即不含得负
分。案例分析题的答题过程是不可逆
的，即进入下一问后不能再返回修改
所有前面的答案。

（67~70 共用题干）

患者，男性，20 岁。因"左下后牙遇
冷、热刺激疼痛加重 3 天"来诊。患者右
下后牙食物嵌塞 4 个月，进食冷、热、酸、
甜食物时偶有不适，对冷、热刺激疼痛敏
感加重，刺激消除疼痛即刻消退，不伴有
自发性疼痛。既往患侧未经过任何治疗。
口腔检查：左下 6 远中邻面龋损，龋洞内
有大量食物嵌塞，腐质较多，探诊敏感，
无穿髓孔，无叩痛，牙齿不松动，远中牙
龈乳头轻度充血，无明显触痛，患牙冷测
试极敏感，疼痛呈一过性，牙髓活力电测
试较对侧同名牙敏感。

67. 临床诊断是

A. 中龋　　　　B. 深龋

C. 慢性牙髓炎　D. 牙龈乳头炎

E. 急性牙周脓肿　F. 侵袭性牙周炎

68. 诊断依据是

A. 左下 6 远中邻面龋损，龋洞内有大
量食物嵌塞，腐质较多，探诊敏
感，无穿髓孔

B. 主诉进食偶有不适，近日加重，刺
激消除疼痛即刻消退，无自发痛

C. 牙髓活力电测试的反应阈值较正常
牙降低

D. 左下 6 无叩痛，牙齿不松动，远中
牙龈乳头轻度充血，无明显触痛

E. 既往患侧未经过任何治疗

F. 患牙遇冷、热敏感加重

69. 需要进行鉴别诊断的疾病是

A. 可复性牙髓炎　B. 不可复性牙髓炎

C. 牙龈乳头炎　　D. 牙本质过敏症

E. 根尖周炎症　　F. 侵袭性牙周炎

G. 急性上颌窦炎

70. 治疗原则是

A. 停止龋病发展，促进牙髓的防御性
反应

B. 保护牙髓

C. 正确判断牙髓状况

D. 根据患牙牙髓是否充血和软龋能否
去净，采取不同的治疗方法

E. 无自发痛、激发痛不严重、刺激去
除后无延缓痛，能去净龋损牙本质
者，需双层垫底后充填

F. 尽量保留牙体组织

G. 近髓深龋难以与可复性牙髓炎鉴别
时，可先行安抚、观察，再酌情
处理

（71~74 共用题干）

患者，男性，52 岁。因"右下后牙甜
刺激出现酸痛 1 周"来诊。口腔检查：右
下 6 殆面透黑，探诊（﹣），叩诊（﹣），
牙龈正常。

71. 银汞合金充填术的适应证不包括

A. 后牙邻面龋损

B. 后牙邻面牙颈部龋损

C. 前磨牙牙颈部龋损

D. 前牙唇面累及切角龋损

E. 上前牙腭面洞

F. 磨牙颊（腭）面单面洞

72. 提示　右下 6 去尽龋损组织后，达牙
本质深层，窝洞底部不平。右下 6 垫

底的材料不能选择

A. 复合树脂

B. 氧化锌－丁香油粘固剂

C. 磷酸锌粘固剂

D. 聚羧酸锌粘固剂

E. 玻璃离子粘固剂

F. 三氧化矿物聚合体（MTA）

73. 提示　垫底后，患者要求银汞合金充填窝洞。银汞合金从调制到充填完毕，时间应控制在

A. 15 秒内　　　　B. 7 分钟内

C. 15 分钟内　　　D. 24 小时内

E. 48 小时内　　　F. 7 天内

74. 提示　7 天后，患者诉患牙咬裂。导致患牙咬裂的原因有

A. 窝洞制备时存在无基质釉

B. 磨除过多牙体组织，削弱了牙体组织的抗力

C. 窝洞的点、线角过锐

D. 充填体过高、过陡

E. 充填材料过度膨胀

F. 薄壁弱尖未降低咬合

（75～77 共用题干）

患儿，女性，6 岁。因"下唇长包"来诊。患儿有咬下唇习惯。口腔检查：下唇见半透明小疱，直径约 5mm，质地柔软、有弹性。

75. 最可能的诊断为

A. 擦伤　　　　　B. 黏液腺囊肿

C. 咬伤　　　　　D. 皮脂腺囊肿

E. 烫伤　　　　　F. 自伤性溃疡

G. 肉芽囊肿

76. 可采用的治疗方法是

A. 手术切除

B. 液氮冷冻治疗

C. 激光治疗

D. 2% 碘酊烧灼腐蚀治疗

E. 3% 碘酊烧灼腐蚀治疗

F. 局部注射乙醇

G. 激素治疗

H. 局部理疗

77. 患儿家长决定采用手术切除治疗。关于手术方法，叙述正确的是

A. 操作应在局部麻醉无痛条件下进行

B. 唇红上的囊肿采用纵行梭形切口

C. 唇缘上的囊肿采用纵行梭形切口

D. 前庭黏膜的囊肿采用横行梭形切口

E. 反复损伤的囊肿与周围组织粘连，可以适当扩大切除范围

F. 囊肿摘除后，应多层严密缝合，加压包扎，防止出血

G. 可用电刀深部烧灼，充分止血

（78～81 共用题干）

患者，男性，49 岁。因右下第一恒磨牙牙龈肿痛，咬物疼痛加重，牙齿松动 3 周来诊。

78. 为明确诊断，患者进一步进行的检查有

A. 常规视诊、探诊、叩诊、松动度检查

B. 根尖 X 线检查

C. 牙髓活力测试

D. 根分叉处探诊

E. 咬诊

F. 使用菌斑显示剂

79. 口腔检查：右下 6 牙体未见明显龋损，叩痛（＋＋），松动Ⅰ～Ⅱ度，颊侧及舌侧牙龈均见瘘口，少量白色脓液流出，牙髓活力电测试无反应，根分叉病变Ⅲ度，咬诊疼痛明显。X 线片：右下 6 近中根周围烧瓶状阴影，根管影像增宽，根分叉区阴影，远中牙槽骨完好。该患牙的诊断为

A. 急性牙髓炎

B. 近中根纵裂

C. 慢性牙周炎

D. 慢性根尖周炎

E. 急性根尖周炎

F. 慢性牙髓炎

80. 该患牙应进行的首诊治疗为

A. 根管治疗

B. 拔除患牙

C. 牙周基础治疗

D. 调𬌗

E. 配合使用抗生素和镇痛药

F. 牙周手术治疗

81. 该患牙已行完善的根管治疗，局部炎症已缓解，叩痛（±），松动Ⅰ度。若要保留该患牙，则进一步治疗应包括

A. 牙周基础治疗

B. 近中牙半切术

C. 修复治疗

D. 引导组织再生术（GTR）

E. 植骨术

F. 调𬌗，进一步减轻局部咬合力

(82～86 共用题干)

患者，男性，20 岁。刷牙和咬硬物时牙龈出血 3 个月，口腔异味。检查：上下前牙唇侧牙龈缘红肿肥厚，龈乳头呈球状增生，菌斑指数平均为 2，牙石指数为 2，探诊牙龈出血。

82. 为明确诊断还需进行的辅助检查有

A. 探查附着水平

B. 牙松动度检查

C. X 线检查牙槽骨吸收情况

D. 探查牙周袋或龈袋深度

E. 上下前牙牙髓电活力测验

F. 咬合检查

83. 牙周探诊除了探测牙周袋的深度外，还应探查

A. 牙龈是否出血

B. 龈下牙石的量和分布

C. 根分叉是否受累

D. 附着丧失的量

E. 釉牙骨质界的位置

F. 有无釉质突起

84. 牙周探诊的临床意义包括

A. 附着丧失比牙周袋深度更能反映牙周破坏的程度

B. 一般情况下探诊越深，表明牙周破坏越重

C. 探诊深度是指从龈缘到牙周袋底的距离

D. 探诊出血是牙龈炎症的表现

E. 探诊深度反映了牙齿的松动度

F. 探诊出血是附着丧失加重的客观指标

G. 有无附着丧失是区分牙周炎和牙龈炎的重要指标

85. X 线片可以显示的牙槽骨吸收包括

A. 近远中的骨质破坏

B. 牙槽骨的水平吸收

C. 牙槽骨的垂直或角形吸收

D. 颊舌侧骨板的吸收情况

E. 牙槽骨的早期骨质破坏

F. Ⅰ度根分叉病变

86. 检查示：上下前牙附着水平未改变，牙槽骨未见吸收，探诊龈袋 3.5mm。初步诊断为增生性龈炎。适合该患者的治疗方案包括

A. 全口龈上洁治术

B. 全口龈下刮治术＋根面平整术

C. 过氧化氢溶液及氯己定交替冲洗

D. 口腔卫生指导

E. 治疗后若肿胀不消，可行牙龈切除术

F. 治疗后若肿胀不消，可行牙周翻瓣术

(87～91 共用题干)

患者，女性，25 岁。因牙列不齐就诊正畸后，转诊牙周科检查牙周情况，诉有张口呼吸习惯。检查：口腔卫生差，牙龈

红肿，上前牙为甚，探诊 BOP（+），可探及釉牙骨质界，PD 普遍为 4~5mm。牙齿无明显松动，上下前牙牙列不齐。

87. 为确定牙槽骨吸收情况，应增加的检查项目有
    A. 咬合检查
    B. 牙髓冷热活力测验
    C. 牙髓电活力测验
    D. X 线检查
    E. 染色检查
    F. 颞下颌关节检查

88. 考虑诊断为
    A. 慢性牙周炎　　B. 局限性牙周炎
    C. 侵袭性牙周炎　D. 青春性龈炎
    E. 菌斑性龈炎　　F. 牙龈瘤

89. 患者行正畸治疗前，应先进行的治疗有
    A. 全口洁治
    B. 全口龈下刮治
    C. 口腔卫生维护
    D. 定期复查，行牙周维护治疗
    E. 纠正不良习惯，如张口呼吸
    F. 拔牙

90. 患者进行正畸治疗的时机最好是在
    A. 彻底控制牙周炎症后
    B. 全口洁治后即可进行正畸治疗
    C. 患者能够熟练掌握菌斑控制方法
    D. 一般是在牙周治疗后 2~6 个月
    E. 虽已行牙周治疗，但仍有近 50% 位点 BOP（+）
    F. PD 大于 4mm

91. 正畸过程中，应注意
    A. 托槽位置应远离牙龈
    B. 定期复查菌斑控制情况及行牙周维护治疗
    C. 正畸加力应轻缓、间隔时间尽量长
    D. 经常检查有无咬合干扰和牙齿松动情况

    E. 去除多余粘结剂
    F. 多行 X 线检查

（92~95 共用题干）

患儿，女性，13 岁。在操场运动时不慎摔倒，上前牙外伤后 3 小时就诊，神志清楚，无恶心、呕吐症状。临床检查示患儿上前牙区牙龈肿胀，龈缘渗血，11 牙冠唇侧龈上 1mm 处有一近远中向横折线，唇侧已下垂，腭侧仍与牙龈相连，松动Ⅱ度；21 牙冠近远中向冠斜折，牙髓暴露，穿髓孔大，叩诊不适。

92. 该患儿临床初步诊断可考虑为
    A. 11 简单冠根折；21 复杂冠折
    B. 11 简单冠根折；21 简单冠折
    C. 11 复杂冠根折；21 复杂冠折
    D. 11 复杂冠根折；21 简单冠折
    E. 11 复杂冠折；21 简单冠折
    F. 11 复杂冠折；21 复杂冠折

93. 进一步临床检查显示 11 腭侧断端位于牙槽嵴顶以上，21 折断至髓腔，X 线片示 11、21 牙根发育基本完成，根管较粗大，未见其他明显根折影像，11 首诊处理可考虑的治疗方式是
    A. 11 拔除
    B. 11 拔除断端+根管治疗+纤维桩+临时冠
    C. 11 拔除断端+根管治疗+活动义齿修复
    D. 11 根管治疗+试行断冠粘接
    E. 11 拔除断端+根管治疗+铸造桩核冠
    F. 11 拔除断端+根管治疗+正畸牵引后行过渡性修复

94. 21 牙可选择
    A. 21 直接盖髓术
    B. 21 活髓切断术
    C. 21 树脂修复
    D. 21 根管治疗术

E. 21 根尖诱导成形术

F. 21 间接盖髓术

95. 治疗过程中应注意

A. 尽量保证患儿无痛

B. 保持无菌操作

C. 冠方严密封闭

D. 选择合适的盖髓剂

E. 根管预备以化学预备为主

F. 根管预备以机械预备为主

(96~100 共用题干)

患者，男性，40 岁。因右下后牙冷热刺激剧痛 3 天就诊，患者 1 个月前于外院拔除右下 8 阻生牙。否认系统性疾病及吸烟史。

96. 检查时需注意的方面包括

A. 右下 8 拔牙创愈合情况

B. 右下 6、7 的牙周状况

C. 右下 6、7 是否存在龋坏

D. 右下 6、7 的牙髓活力

E. 需要进行 X-ray 辅助检查

F. 检查右下 7 远中牙龈的厚度

G. 检查角化龈宽度及前庭沟深度

97. 提示　检查发现右下 8 拔牙创口愈合良好，右下 7 远中探及深龋至龈下 3mm，叩痛（±），松动 I 度，牙髓活力热测验有剧烈激发痛且持续 1 分钟。牙周探诊发现右下 7 远中有 7~8mm 深牙周袋，BI=4；其余牙齿 PD=3~5mm，牙龈退缩 2~3mm，BI=2~3。X-ray 示右下 7 远中深龋及髓，未见明显根尖周阴影，右下 7 远中牙槽骨角形吸收为根长 1/2，其余牙齿牙槽骨水平吸收为根长 1/3。该患者的诊断为

A. 右下 7 深龋

B. 右下 7 急性牙髓炎

C. 右下 7 急性根尖周炎

D. 右下 8 干槽症

E. 牙周炎

F. 右下 7 牙根纵裂

98. 患者需进行的治疗包括

A. 右下 7 根管治疗后树脂充填

B. 右下 7 根管治疗后玻璃离子暂时充填

C. 右下 7 根管治疗后直接行桩冠修复

D. 右下 7 远中行牙冠延长术

E. 右下 7 远中行引导组织再生术

F. 全口行牙周基础治疗

99. 提示　患者已完善右下 7 根管治疗，无叩痛，无松动，远中玻璃离子充填物仍位于龈下 3mm，远中 PD=7mm，BI=3~4，远中牙龈厚度 3~4mm，角化龈宽度约 2mm。此时患者若考虑进行牙周手术治疗，以下说法正确的是

A. 采用 7 远中楔形瓣切除术

B. 7 远中若有 3 壁骨内袋可考虑行 GTR 术

C. 采用 7 远中 U 形瓣术

D. 7 远中行 GTR 术需考虑龋坏边缘是否侵犯术后牙槽嵴顶上方附着组织，植入材料不宜过多

E. 牙龈尽量保持原有厚度有利于 GTR 术成功

F. 若采用 GTR 术，术后 1 周可拆线

100. 患者术后 2 周，已拆除缝线，以下治疗方案正确的是

A. 行全瓷冠修复右下 7

B. 行暂时冠修复右下 7

C. 进行牙周探诊观察 7 远中牙周袋是否已消除

D. 指导患者使用牙刷清洁患牙

E. 右下 7 松动 II 度，告知患者手术效果差，建议拔除患牙

F. 进行 X-ray 检查观察 GTR 术后成骨效果

高级卫生专业技术资格考试用书

口腔内科学全真模拟试卷与解析

（副主任医师/主任医师）

答案解析

英腾教育高级职称教研组　编写

中国健康传媒集团

中国医药科技出版社

内 容 提 要

根据人力资源和社会保障部、卫健委《关于深化卫生事业单位人事制度改革的实施意见》和《加强卫生专业技术职务评聘工作的通知》，高级卫生专业技术资格采取考试和评审结合的办法取得。本书是"高级卫生专业技术资格考试用书"系列之一，紧扣高级卫生专业技术资格考试前沿与新版考纲，包括两个分册："全真模拟试卷"包含题型说明与6套高度仿真模拟试卷，其所设题目数量、题型比例分配、难易程度、考核知识点构架均严格模拟真题；"答案解析"为6套模拟试卷的全解析版，有助于考生及时检验复习效果，有的放矢地归纳、梳理并记忆考试重点、难点与易错点，主要适用于参加卫生专业技术资格高级职称考试（副高、正高）评审申报人员在最后阶段冲刺备考，高分通过考核。

图书在版编目（CIP）数据

口腔内科学全真模拟试卷与解析/英腾教育高级职称教研组编写 . —北京：中国医药科技出版社，2023.4

高级卫生专业技术资格考试用书

ISBN 978 - 7 - 5214 - 3813 - 0

Ⅰ.①口… Ⅱ.①英… Ⅲ.①口腔内科学 - 资格考试 - 题解 Ⅳ.①R781 - 44

中国国家版本馆 CIP 数据核字（2023）第 042350 号

美术编辑 陈君杞
责任编辑 高一鹭 董佳敏
版式设计 友全图文

出版 **中国健康传媒集团** | 中国医药科技出版社
地址 北京市海淀区文慧园北路甲 22 号
邮编 100082
电话 发行：010 - 62227427 邮购：010 - 62236938
网址 www.cmstp.com
规格 787 × 1092 mm $\frac{1}{16}$
印张 9 $\frac{1}{4}$
字数 208 千字
版次 2023 年 4 月第 1 版
印次 2023 年 4 月第 1 次印刷
印刷 北京紫瑞利印刷有限公司
经销 全国各地新华书店
书号 ISBN 978 - 7 - 5214 - 3813 - 0
定价 48.00 元

获取新书信息、投稿、为图书纠错，请扫码联系我们。

目录

全真模拟试卷（一）答案解析

一、单选题

1. B 血管神经性水肿好发于头面部疏松结缔组织处，以上唇最为多见，上唇肥厚，有瓦楞状沟，色泽淡红，如为深部组织水肿则色泽正常。触诊肿胀区有弹性，无压痛及波动感。症状和体征可在数小时或1~2天消退，不遗留痕迹，但易复发。

2. B 根尖切除术是切除牙齿的根尖，并刮除根尖周病变组织的手术。主要适用于：根管治疗失败而无法除去根管充填材料；根管弯曲、狭窄；根管器械折断在根管内，堵塞不通；根尖折断已形成慢性根尖周炎；慢性根尖周炎合并难以取出的超填根管充填材料等情况。

3. C 不可复性牙髓炎包括急性牙髓炎、慢性牙髓炎、残髓炎、逆行性牙髓炎。不可复性牙髓炎一般有自发痛病史；温度刺激引起的疼痛反应程度重，持续时间长，有时可出现轻度叩痛。牙髓充血即可复性牙髓炎，没有自发性疼痛。

4. C 隐裂牙发生于上颌磨牙最多，其次是下颌磨牙和上颌前磨牙。上颌第一磨牙又明显多于上颌第二磨牙，尤其在近中腭尖更易发生，此乃上下颌咀嚼运动时主要的工作尖，承担着最大的𬌗力，且与下颌磨牙中央窝有最合适的尖窝对位关系。上颌磨牙虽有斜嵴，但由于磨耗不均匀的高陡牙尖和紧密的咬合关系，易在𬌗面的近中或远中窝沟处、两颊尖或两舌尖之间的沟裂处发生隐裂。

5. A 融合牙是由2个正常牙胚的牙釉质或牙本质融合在一起而成。除牙发育受压力因素影响外，还有遗传倾向。

6. A 根尖孔是根管在牙根尖表面的开口，1个牙根不一定只有1个根尖孔，因此每一个根尖孔不一定正对根尖顶。研究显示，根尖孔不在根尖顶的比例为53.59%。

7. B 早期龋损用探针检查时有粗糙感或能勾住探针尖端，但是并无龋洞形成。

8. E 牙折后，牙髓活力测验一般在6~8周后可出现反应。

9. A 排脓途径包括：①通过骨髓腔突破骨膜、黏膜或皮肤向外排脓；②通过根尖孔经根管从冠部缺损处排脓，这种排脓方式对根尖周组织的破坏最小；③通过牙周膜从龈沟或牙周袋排脓：因根尖部的脓灶与牙周袋底接近，脓液易从薄弱的牙周膜结缔组织处突破而向牙周袋内排放，形成牙周窦道，此种情况通常预后较差。

10. D 糖尿病患者口内唾液少而黏稠，口腔黏膜干燥，舌体肿大，丝状乳头萎缩，菌状乳头充血，患者常感黏膜灼痛、口干及味觉异常。

11. D 根据检查中𬌗面磨损及牙本质外露的情况，可诊断为牙本质过敏症，予以脱敏治疗。

12. B 患牙32叩痛（++），松动Ⅱ度，冷测无反应，唇侧牙龈见窦道口，X线片提示根充不完善，根尖周骨质破坏范围较大，诊断为32慢性根尖周炎，首选根管再治疗。若根管再治疗后根尖暗影经久不愈或范围扩大，则考虑行显微根尖手术。

13. C 因牙体缺损形成的严重邻接不良或食物嵌塞属于嵌体的适应证。

14. D 非附着性龈下菌斑生物膜位于附着性龈下菌斑生物膜的表面，为结构较松散的菌群，直接与结合上皮、龈沟上皮或袋内上皮接触，主要为革兰阴性厌氧菌，包括许多能动菌和螺旋体。非附着性龈下菌斑生物膜中的细菌及其产物，可穿过上皮屏障进入牙龈组织中。在牙周炎快速发展时，非附着性龈下菌斑生物膜明显增厚，由于该生物膜与牙周炎的发生、发展关系密切，因此，有学者认为非附着性龈下菌斑生物膜是牙周炎的"进展前沿"。由于其毒力强，还与牙槽骨的快速破坏有关。

15. B 根据题干，患者患牙出现的症状是激发痛和自发痛，是牙髓炎的症状。该牙髓炎症状态是在充填后短期内出现的，所以怀疑是充填物激惹牙髓所致，考虑是有穿髓点未发现；如果洞深未垫底，那么短期内出现的会是冷热刺激痛。

16. B 畸形中央尖的治疗方案：低而圆钝的中央尖可不做处理，让其自行磨损。为防止中央尖折断和并发症发生，可采用预防性充填法和中央尖加固法。尖而长的中央尖可以多次少量调磨，或者局麻下一次性磨除牙尖。中央尖折断并出现轻度牙髓或根尖周病变时，需要根据牙髓感染的情况和牙根发育情况，选择治疗方法。牙根没有发育完成的年轻恒牙可采用冠髓切断术、根尖诱导成形术、牙髓血管再生术等控制炎症，促进牙根的发育。牙根发育完成的患牙，可采用根管治疗术。牙根过短且根尖周病变范围过大的患牙，可予以拔除。

17. D 牙周病是由菌斑微生物引起的感染性疾病，菌斑微生物是引发牙周病的始动因子，是造成牙周破坏的必需因素。其他选项均为局部促进因素。

18. C 妊娠不是引起牙龈炎的直接原因，妊娠期间性激素水平的变化加强了原有的菌斑性龈炎反应。妊娠期龈瘤从妊娠2~3个月开始出现明显症状，迅速增大，色彩鲜红光亮或暗紫，表面光滑，质地松软，极易出血，一般在妊娠第8个月达到高峰，临床表现与血中黄体酮水平相关。分娩后，妊娠期龈瘤能自行缩小，但必须去除局部刺激因素才能完全消失，有的患者还需手术切除。

19. E 根尖种植体周炎：又称逆行性种植体周炎，文献资料已证实其发生与邻牙根尖部感染有直接关系。邻牙根尖部感染或者经过治疗尚未痊愈的邻牙根尖部感染是种植体根尖部感染的主要来源，特别是已经存在牙髓炎或者根尖周炎的邻牙，细菌可通过骨髓腔扩散而致种植体污染。

20. A 急性根尖周脓肿的症状：患牙出现自发痛、剧烈持续的跳痛，以至咬合时首先接触患牙并引起剧痛。检查：①患牙叩痛（＋＋）~（＋＋＋），松动Ⅱ~Ⅲ度。②根尖部牙龈潮红，但尚无明显肿胀，触诊感轻微疼痛。③相应的下颌下淋巴结或颏下淋巴结可有增大及压痛。根据题干，患牙有缺损及牙髓，疼痛可定位，叩痛明显，松动明显，牙龈红肿，触诊痛，但无脓液形成，结合患者的自觉症状，所以诊断为急性根尖周脓肿。急性牙髓炎是温度冷热刺激痛明显。急性蜂窝织炎为软组织的广泛性水肿，有自发性剧痛，肿胀区皮肤压痛、明显凹陷性水肿、无弹性，随着病变发展，可出现波动感，皮下捻发音。急性牙龈乳头炎可有自发性的胀痛感，有时局部可检查到刺激物或邻面龋，去除嵌塞的食物牙龈可有渗血，患牙可有轻叩痛。急性颌骨骨髓炎局部有剧烈跳痛、口腔黏膜及面颊部软组织肿胀、充血，可继发颌周急性蜂窝织炎；病源牙可有明显叩痛及伸长感，可有全身症状。

21. D 封闭疗法的基本操作方法是将局麻药和激素类药物的混合液注射于疼痛的部位，达到消炎、镇痛的目的。恶性溃疡不能应用此方法是易引起癌细胞的扩散。

22. D 恒牙冠根纵向折裂，是年轻恒牙牙齿拔除的适应证之一。

23. C 乳牙拔除的适应证包括：（1）不能保留的病牙：①牙冠破坏严重，或因龋坏已形成残冠、残根状，已无法再修复的乳牙。②近生理性替换时的露髓牙，乳牙牙根吸收1/3以上，不能进行根管治疗者。③根尖周炎的乳牙，根尖及根分叉区骨质破坏范围广，炎症已涉及继承恒牙牙胚；或乳牙牙根因感染而吸收，乳牙松动明显；或乳牙根尖已露于牙龈外。④乳牙因外伤无法保留者。⑤有全身病灶感染迹象而不能彻底治愈的乳牙。⑥其他因特殊治疗需要而应拔除的乳牙，如放疗区域的患牙。（2）因咬合诱导需要拔除的乳牙：①替换期的继承恒牙即将萌出或已萌出，乳牙松动明显或已成滞留的乳牙。②影响恒牙正常萌出的乳牙。③因正畸需要拔除的牙，在确认牙量和骨量不协调时，常采用顺序拔牙法，即为了1个恒牙的正常排列，可在拔除其先行乳牙外，多拔除1颗邻近的乳牙。（3）其他：多生牙及不能保留的新生牙或诞生牙。

24. C 该患儿诊断为75根尖周炎，ADE选项对于减轻痛苦、消除病因来说效果不佳；患儿36未萌，拔除75后会导致35萌出间隙缩小甚至丧失，故应进行根管治疗尝试保留患牙。

25. E 窝沟龋限指磨牙、前磨牙咬合面、磨牙颊面沟和上颌前牙舌面的龋损，上颌前牙切角缺损不属于窝沟龋。

二、多选题

26. BCE 牙体预备过程中，应特别注意防止对牙髓的损伤。高温、化学刺激或微生物的侵犯都可引起牙髓不可逆性的炎性反应。因外伤打击、正畸治疗所施加的过度创伤力、修复治疗对牙体组织进行预备时的过度手术切割产热以及使用某些修复材料（硅酸盐粘固剂、复合树脂）所致的化学刺激和微渗漏引起牙髓组织发生严重营养不良及退行性变性时，血液供应不足，最终发展为牙髓坏死。过度手术切割则会磨除过多牙体组织。对窝洞消毒必须考虑其有效性、持久性和对牙髓的损害。取印模是将牙齿的模型印在印模材料上，现在较多使用的取模材料是藻酸盐及硅橡胶，这些材料安全性较高，不会对牙髓产生损伤。理想的牙本质脱敏药应具有以下几个条件：①对牙髓没有刺激性；②能消除或减轻牙本质过敏症所引起的疼痛；③不刺激口腔软组织；④疗效稳定而持久；⑤不引起牙齿变色；⑥操作方便。所以，脱敏不会对牙髓有损伤。

27. ABC 牙本质龋在活动性龋病损害时，坏死区由结构遭到破坏的牙本质小管、混合性口腔微生物群及被降解的无结构基质构成。

28. AE ①肉芽肿性唇炎肿胀区以唇红黏膜颜色正常，局部柔软，无痛，无痒，有垫褥感，压之无凹陷性水肿为特征。可伴有面部其他部位肿胀，如颊、鼻等。②血管神经性水肿为一种急性局部超敏反应型的黏膜、皮肤水肿，界限不清，触之质韧有弹性，无波动感。③药物过敏性口炎指药物通过不同途径进入人体后，使过敏体质者发生的一种超敏反应，可引起黏膜和（或）皮肤损害。④慢性唇炎病程反复，寒冷干燥季节好发。按临床表现特点分为以脱屑为主的慢性脱屑性唇炎和以渗出糜烂为主的慢性糜烂性唇炎。⑤慢性盘状红斑狼疮是一种慢性皮肤－黏膜结缔组织疾病，病损特点为持久性红斑，中央萎缩凹下呈盘状。主要累及头面部皮肤及口腔黏膜，皮肤病损表面有黏着性鳞屑，黏膜病损周边有呈放射状排列的细短白纹。题干中的患者主要的临床表现是眼睑及下唇肿胀，无压痛，而慢性唇炎主要以脱屑为主；慢性盘状红斑狼疮口腔黏膜的典型病损是四周有放射状细短白纹，好发于头面部等暴露部位，初始为皮疹，呈持久性圆形或不规则的红斑，稍隆起，边界清楚，表面有毛细血管扩张和灰褐色附着性鳞屑覆盖。

29. ABCE 可摘局部义齿热处理的目的是使树脂在一定的压力和温度下逐渐完成聚合作用。有气泡的原因：①树脂填塞不足或填塞过早，会产生散在性的小气泡；②热处理速度太快，在基托腭侧最厚处，常见有较大气泡；③单体用量过多或调拌不匀，当单体聚合后因其体积收缩，会在基托表面产生气泡，其特点是气泡形状不规则；④树脂粉质量差，含泡聚合体或催化剂等的含量过多，也易出现气泡；⑤充填时压力不足，可在过厚的基托表面产生不规则的大气泡或空腔。装盒时石膏有倒凹，可能造成卡环、连接体移位。

30. BCD 口腔颌面部特异性感染病包括颌面骨结核、颌面部放线菌病、颌面部梅毒，其感染病原菌包括结核杆菌、苍白螺旋体、放线菌。

31. ACD 艾滋病的口腔临床表现包括口腔念珠菌病、毛状白斑、卡波西肉瘤、口腔疱疹、牙龈线形红斑、非霍奇金淋巴瘤等。一期梅毒表现为硬下疳，二期梅毒表现为丘疹性梅毒疹和黏膜斑，三期梅毒表现为树胶样肿。

32. ABCE 慢性增生性牙髓炎：①多见于青少年患者，无明显的自发痛，患者可诉每于进食时患牙疼痛或有进食出血现象，长期不敢用患侧咀嚼食物。②患牙大

而深的龋洞中有红色、"蘑菇"形状的肉芽组织，又称作牙髓息肉，可充满整个洞内并达咬合面，探之无痛但极易出血。③常可见患牙及其邻牙有牙石堆积。

33. CD 后牙隐裂，牙髓活力未见异常或者已经牙髓治疗无症状者建议行铸造金属全冠；因龋坏或者外伤造成牙体缺损较大，而充填治疗无法满足要求者，可行全冠修复。A选项中患牙缺损较小，且无症状，可以随诊观察或者行充填治疗；B选项中患牙有叩痛及松动，应该先诊断患牙是否可以保留，是否需要做根管治疗，最后才能考虑是否行修复体；E选项中磨牙的磨耗无症状，可以先随诊观察。

34. BC Co－Cr合金的熔点在1100℃以上，题干中设置的温度低，所以合金熔化温度低，流动性差，铸造不全会发生在支架的远端和薄弱处。合金液温度过低会导致冷隔。铸件表面粗糙会导致毛刺；砂眼是因耐火材料的质量或操作问题而导致砂砾留在铸件表面或内部而形成的孔穴；缩孔是合金凝固后，由于体积收缩而在铸件表面或者内部留下空穴的现象。

35. BDE 牙槽骨是高度可塑性组织。它不但随着牙的生长发育、脱落替换和咀嚼压力而变动，也随着牙的移动而不断地改建。

36. ABCDE 髁突骨折后，一般表现为关节区疼痛、肿胀、运动受限。双侧髁突骨折，殆关系前牙开殆，后牙早接触，下颌侧向运动受限。双侧髁突将由于翼外肌的牵引向前内方移位；双侧下颌支向后上方移位，下颌不能做前伸运动。

37. ABCDE 影响合金与烤瓷结合的因素：合金表面氧化膜的厚度；控制合金表面氧化层厚度的方法；烤瓷与合金热胀系数的匹配性；合金表面的粗化程度。金合金是贵金属，贵金属加强金瓷结合的方

法有粗化（酸蚀或者喷砂）；超声波洗涤；预氧化（非贵金属合金一般不预氧化）；通过放电加工，在金属表面形成微细均匀的固位珠，再进行表面氧化处理，增大金瓷的结合面积和机械嵌合作用。彻底清洁合金表面和进行排气处理，有利于金瓷结合。

38. BCD 牙菌斑生物膜的基本结构包括基底层、中间层和表层。一般情况下，清洁的牙面一经接触唾液，唾液糖蛋白很快选择性地吸附在牙面，形成均质性薄膜，称为获得性膜。早期菌斑增长较快，9天后可形成细菌的复杂生态群体，10～30天的菌斑成熟达高峰。细菌利用糖进行有氧代谢，产生 CO_2 和 H_2O，和大量能量，在无氧条件下生成大量有机酸。细菌只有在牙菌斑生物膜特定微生态环境中才能引起龋病，成为龋病的始动因子，没有菌斑就不发生龋病。有效控制菌斑，即能有效控制龋病。

39. ABCD 琼脂印模材料的胶凝温度介于 36～40℃ 之间，温度越低胶凝越快。凝胶转变成溶胶的温度是 60～70℃。温水浴、琼脂加热器、电炉可以控制熔化温度。而微波炉的温度加热瞬间可有 250℃ 的高温，但是加热一般温度为 100℃。

40. BD 牙本质对外界机械、温度和化学等刺激有明显的反应，特别是在釉牙本质界和近髓处尤为敏感。酸蚀牙本质属于化学刺激，有可能会引起过敏。釉质发育完成后，成釉细胞、中间层细胞和星网状层与外釉上皮细胞结合，形成缩余釉上皮覆盖在釉小皮上。当牙萌出到口腔中，缩余釉上皮在牙颈部形成牙龈的结合上皮。结合上皮的位置可以位于牙冠、釉牙骨质界或牙根上。如果结合上皮附着在釉牙骨质界，且该处的牙骨质和牙釉质两者不相接，该处牙本质暴露，为牙龈所覆盖。那么在此处酸蚀，有可能引起过敏。牙釉质中以无机质的含量为主，酸蚀后会发生脱矿，不会引起过敏；牙骨质覆盖在牙根表面，它虽然具有板层骨的特点，但没有血管、神经和淋巴管，终生可不断沉积，因此牙骨质不会过敏。

41. CE ①Ⅰ类洞：发生于发育点隙裂沟的龋损所制备的窝洞。包括磨牙和前磨牙的𬌗面洞、上前牙腭面洞、下磨牙颊面𬌗 2/3 的颊面洞和颊𬌗面洞、上磨牙腭面𬌗 2/3 的腭面洞和腭𬌗面洞。②Ⅱ类洞：发生于后牙邻面龋损所制备的窝洞。包括磨牙和前磨牙的邻面洞、邻𬌗面洞、邻颊面洞、邻舌面洞和邻𬌗邻洞。③Ⅲ类洞：为前牙邻面未累及切角的龋损所制备的窝洞。包括切牙和尖牙的邻面洞、邻舌面洞和邻唇面洞。④Ⅳ类洞：为前牙邻面累及切角的龋损所制备的窝洞。包括切牙和尖牙的邻切洞。⑤Ⅴ类洞：所有牙的颊（唇）或舌面颈 1/3 处的龋损所制备的窝洞。

42. AC 在局部麻醉药中加入肾上腺素，可收缩局部血管，减少局部麻醉药的吸收，减少全身麻醉药物的用量及减少药物的毒副作用和术区出血。加了肾上腺素的局麻药或者生理盐水的局部浸润麻醉时注射在黏骨膜下，所以，在术中有利于剥离黏骨膜。肾上腺素的一般作用是使心脏收缩力上升；心脏、肝和筋骨的血管扩张和皮肤、黏膜的血管收缩，其不是止痛药，故加了肾上腺素的生理盐水不会减少疼痛。由于气管内插管的创伤和压迫，以及手术对咽部的损伤，都可能导致咽喉部水肿，所以在手术时及咽成形术操作轻巧、止血彻底，可以减少对组织的损伤和血肿的形成，所以肿胀的形成与是否注射含肾上腺素的局麻药或者生理盐水无关。腭裂手术缝合时是将两侧黏骨膜瓣及软腭向中央靠拢，后推与对侧组织瓣相接触，再用细丝线将两侧组织瓣分层缝合，故与题干无关。

43. CD 目前研究认为可导致牙周病发生的优势菌或牙周可疑致病菌有 10 余种。它们是牙龈卟啉单胞菌（Pg）、伴放线聚集杆菌（Aa）、福塞类杆菌（Bf）、直肠弯曲杆菌（Cr）、微小消化链球菌（Ps）、核梭杆菌（Fn）、牙密螺旋体（Td）、奋森密螺旋体（Tv）、中间普氏菌（Pi）、缠结真杆菌（En）等。其中 Pg、Td 和 Bf 被认为与牙周病的关系最密切，证据也最充分，现认为它们是引起牙周病发生的红色复合体。

44. BCDE 血管神经性水肿的临床表现是：①急性发病。②好发部位为头面部疏松结缔组织处，上唇多见。③局限性水肿，界限不清，触之质韧有弹性，无波动感。④症状、体征可在数小时或 1 ~ 2 天消退，不遗留痕迹，但易复发。⑤部分患者可能存在近期食物或药物过敏史。⑥组织病理检查见深层结缔组织毛细血管扩张充血，伴少量淋巴细胞、单核细胞及巨噬细胞浸润，但中性粒细胞较少见。

45. ACDE 使用玻璃离子粘固剂粘接带环或托槽，它在治疗中可以缓慢释氟，同时还能从较高浓度氟化物中吸收氟离子并再次释放。玻璃离子粘固剂的优点为对牙髓刺激性小、与牙体组织有化学粘结性、热膨胀系数与牙相近、封闭性能好及可释放氟等。玻璃离子不但可与牙齿中的钙离子发生螯合，还可以与牙本质的羧基、氨基发生反应，提高粘结力。玻璃离子粘固剂牙体缺损的修复：主要用于Ⅲ、Ⅴ类洞和后牙邻面单面洞等不承担咀嚼压力的洞形及乳牙各类洞的修复、根面龋的修复、衬洞和垫底材料、口腔科粘固剂和窝沟封闭。

三、共用题干单选题

46. D 此病例主诉为右下后牙牙龈脓疱 2 周，临床检查 46 颊侧牙龈见一窦道口。窦道口大多数位于患牙根尖部的唇、颊侧牙龈黏膜表面，也有开口于患牙舌、腭侧牙龈黏膜者，偶尔可见开口位于远离患牙根尖之处，此时应通过认真仔细的检查找出窦道口与患牙的关系，必要时拍摄窦道示踪片以确定窦道来源，避免将窦道口附近的健康牙误诊为患牙。

47. B 此病例主诉为右下后牙牙龈脓疱 2 周，检查示 44 殆面深龋洞，探及穿髓孔，探诊无感觉，叩痛（±），无松动，牙周探诊正常，冷诊无反应，X 线片示 44 根尖区不规则透射区，边界模糊，结合 46 颊侧牙龈见一窦道口，考虑 44 为主诉牙，诊断为慢性根尖周炎。46 殆面深龋洞，达牙本质深层，探诊无明显感觉，无叩痛，无松动，可从水平方向部分探入根分叉区，冷诊无反应，X 线片示 46 龋坏近髓，根管影像清晰，根分叉骨吸收，根尖周膜增宽，考虑 46 牙周 - 牙髓联合病变，非主诉牙诊断。45 殆面见树脂充填体，边缘继发龋，探及较多腐质，无叩痛，松动Ⅱ度，颊侧 PD = 4mm，冷诊一过性敏感，X 线片示 45 冠部高密度充填体，底部可见透射影，根尖周无明显异常，考虑 45 继发龋，非主诉牙诊断。

48. A 主诉牙诊断为慢性根尖周炎，应进行根管治疗以控制感染、修复缺损、促进根尖周病变的愈合。

49. B 根据题干信息，15 牙虽龋坏近髓，但是"无探痛，叩诊有不适感"，排除其为主诉牙。16 牙的"热诊（＋＋＋），疼痛放射至耳颞部"，与主诉症状相吻合，为牙髓炎表现。再根据"16 牙无龋，叩痛（＋），远中可探及深牙周袋约 9mm，颊侧牙龈红肿"，可判断出 16 牙牙髓感染来自牙周袋的逆行性感染。故主诉牙的诊断为 16 牙逆行性牙髓炎。

50. A 16 牙初步诊断为逆行性牙髓炎，若想要进一步确诊和评估牙周、牙髓病变的状况，需要 X 线检查辅助判断牙槽骨的吸收情况和根尖周病变。

51. C 对于病变较轻、炎症可以控制且预后较好的逆行性牙髓炎的患牙应及时进行根管治疗和牙周系统治疗，控制感染的同时消除深袋。如牙周病变已十分严重，不易彻底控制炎症，或患牙过于松动，则可直接拔牙止痛。

52. B 牙周病患者往往伴随骨量不足，拔牙可采用微创拔牙、位点保存术，并同期进行拔牙窝植骨术，以便尽可能地保存拔牙窝骨壁及尽早修复缺失的骨量，节省后期骨增量手术的时间，达到尽早种植修复和恢复美观的效果。

53. E 牙周炎患者常常伴有颊舌向（唇腭向）骨量不足和垂直向骨量不足，使种植治疗更加复杂，主要可通过以下骨增量手术进行种植前处理：①引导骨再生手术；②上颌窦底提升术（上颌窦侧壁开窗法和经牙槽突上颌窦底提升法）；③下牙槽神经解剖移位术。除了上述三种骨增量技术外，目前还有骨劈开、牙槽嵴扩张术、垂直牵张成骨术、外置式植骨术等。此外，学者们也在探讨使用短种植体来解决牙周炎患者骨增量不足的问题。

54. D 骨高度降低的情况下，短种植体（≤6mm）是可行的选择，其生存率达 86.7% ~ 100%，但仍要求有一定骨高度（如 8mm）。这样可以避免手术带来的风险和痛苦。当上颌窦区剩余牙槽骨的高度低于 7mm 时，考虑进行上颌窦侧壁开窗法或经牙槽突上颌窦底提升法。颊舌向（或唇

腭向）的骨量不足，可以考虑通过引导骨再生术达到骨增量的目的。题中 16 上颌窦区剩余牙槽骨的高度为 8mm，这一高度仍可以考虑植入短种植体。

55. E 上颌种植的时候，由于骨量不足，容易穿通上颌窦或鼻底黏膜，势必造成种植体周围感染，应该及时去除种植体。

56. A 通过口腔黏膜反复溃疡，软腭可见多个直径约 1mm 的张力性水疱，挤压不易破。Nikolsky 征（-），探针试验（-），首先考虑为大疱性类天疱疮。

57. A 大疱性类天疱疮是一种慢性自身免疫性大疱性皮肤-黏膜病。主要特点为皮肤上的红斑和张力性水疱，仅 10% ~ 20% 的患者出现黏膜损害。多见于 60 岁以上的老年人，偶发于儿童，无明显性别和种族差异性，病程较长，但预后较好。尼氏征及探针试验均为阴性。无棘层松解现象，形成上皮下疱。

58. E 大疱性类天疱疮与寻常型天疱疮的鉴别要点：①前者好发于老年人，无明显性别和种族差异性；后者好发于青、中年人，无明显性别倾向或女性稍多。②前者主要临床表现为粟粒样、张力性小水疱，数量少，疱壁厚，不易破；后者主要表现为反复出现的松弛性薄壁大疱，疱易破溃形成糜烂，不易愈合。③前者尼氏征、揭皮试验、探针试验均为阴性；后者可均为阳性。④前者组织病理学表现主要为上皮下疱形成，无棘层松解；后者表现为上皮内疱和棘层松解。⑤前者直接免疫荧光检查表现为 IgG 和 C3 沿基底膜呈线状沉积，间接免疫荧光检查约有 70% 可查见抗基底细胞膜区的抗体；后者直接免疫荧光可查见抗棘细胞间粘结物质抗体在上皮细胞间沉积，间接免疫荧光检查可检测到血清中抗棘细胞层抗体。⑥大疱性类天疱

疱病程虽长，但预后相对良好；寻常型天疱疮预后相对较差。

59. A 大疱性类天疱疮的治疗原则为：病情较轻者，尤其是仅有口腔病损者，以局部用药为主，尽量减少或避免使用糖皮质激素；皮肤损害严重者，可考虑全身使用糖皮质激素，并应及时至皮肤专科就诊治疗；年老体弱者，应注意全身支持治疗，防止继发感染。

60. C 应拍摄全口牙位曲面体层 X 线片检查有无多生牙。

61. B 牙齿数目过多是指多于正常牙类、牙数的额外牙，又称为多生牙。

62. D 11、21 牙间隙为 5mm，应及时拔除多生牙关闭间隙，以保证侧切牙顺利萌出。

63. A 组合性牙瘤多发生于尖牙和切牙区，X 线片表现为阻射影像，呈小的牙齿样结构，因此该患儿应诊断为牙瘤。

64. B 牙本质敏感好发于上颌前磨牙，其次是上颌第一磨牙，切牙的牙本质敏感发生率最低。

65. D 暴露的牙本质对外界刺激产生短而尖锐的疼痛是牙本质敏感的特征。

四、案例分析题

66. AD 根面龋可选用的辅助检查有 X 线检查和细菌检测。视诊、探诊均不易发现的部位，可以进行 X 线检查。龋损在牙片上显示为透射影像。细菌检测对变异链球菌和乳杆菌的数量进行测定，可以有效地判断龋的活动性。

67. C 龋的表现：牙体硬组织出现色泽、形态、质地的变化。根据题干，患者72 岁，检查可见下颌前牙牙龈退缩，暴露的根面牙骨质见斑状黑褐色脱色区域，局部有龋洞形成，探诊有粗涩感。人到中老年以后牙龈萎缩，牙周部位的硬度较牙冠

低，抗龋能力变差，容易出现龋洞，所以首先考虑的疾病是根面龋。

68. ABCD 根面龋的治疗分为保守治疗和充填修复治疗。（1）保守治疗：采用药物治疗、再矿化治疗和其他方法终止病变发展，主要适用于未形成龋洞的牙骨质龋、根面牙本质浅层龋及部分牙体已形成缺损的非活动性根面龋。①药物治疗：局部使用氟制剂和氯己定，干扰硬组织脱矿过程，控制局部环境中的细菌及龋活动性，以终止龋病发展。②再矿化治疗：使用再矿化液促进龋损区再矿化，达到抑制龋坏发展的目的。③窝沟封闭剂治疗：使用窝沟封闭剂封闭龋洞，该治疗可阻断口腔致病菌的再次侵蚀，为早期根面龋治疗的有效方法之一。（2）充填修复治疗：①窝洞制备。②窝洞充填：复合树脂和玻璃离子水门汀常用于根面龋的修复。

69. D 根据主诉和口腔检查可知，患者可能为中龋，最佳的治疗方案应为纳米复合树脂充填。

70. ABCD 利用玻璃离子体封闭龈壁的优点包括：①玻璃离子体能直接与牙本质和复合树脂粘结，可更好地贴合无釉质结构的龈壁，有效封闭颈部边缘；②能够释放氟离子以预防继发龋的产生；③具有与牙本质接近的弹性模量进而缓冲由复合树脂聚合产生的收缩应力。封闭式三明治技术是指玻璃离子充填于牙体组织和树脂之间。开放式三明治技术是指玻璃离子一部分充填于牙体组织和树脂之间，一部分直接充填于牙体组织上。开放式三明治技术的微渗漏小。

71. ABCD 与传统银汞合金充填相比，复合树脂充填龋洞的特点有窝洞较浅，窝洞外形较窄，窝洞线角圆滑，不需预防性扩展。

72. F 根据主诉，患者怀孕两个月，最可能引起患者牙龈红肿出血的原因就是妊娠性龈炎。

73. BCDE 若要预防妊娠性龈炎应当孕前彻底口腔清洁，并口腔宣教，每日做好口腔清洁，早晚刷牙，餐后漱口。

74. D 妊娠期患者应在 4～6 个月时进行治疗，在其他时间治疗时，均会造成孕妇流产或早产，而 4～6 个月时相对稳定。

75. AB 孕妇禁止使用药物和放射性治疗。

76. ACDEF 41 近中舌侧缺损至龈下，牙冠 1/2 缺失，诊断为 41 复杂冠根折。12 为简单冠折，不能诊断为釉质缺损。31 牙冠完整，松动 I 度，诊断为牙震荡。21 根周膜影像消失，诊断为 21 牙嵌入。

77. BCDE 完全脱位牙在 0.5～2 小时内进行再植，90% 的患牙可避免牙根吸收。因此，牙脱位后，应立即将牙放入原位，如牙已落地污染，应就地用生理盐水或无菌水冲洗，然后放入原位。如果不能即刻复位，可将患牙置于患者的舌下或口腔前庭处，也可放在盛有牛奶或生理盐水的杯子内，切忌干藏，并尽快到医院就诊。

78. F 对于全脱位的年轻恒牙，在 2 小时内及时就诊，牙髓常能继续生存，不要贸然拔髓。固定时间不可延长。清洁后不应浸泡在抗生素液内，应尽早植入。植入不是尽量用力，会损伤根尖部的干细胞，应轻柔复位后固定，固定时间在 2～3 周。

79. DEF 年轻恒牙不应拉出复位，强行拉出会造成更大的损伤。对症处理，任其自然萌出是最可取的治疗方法。一般半年内会萌出到原来的位置。

80. EFGHJK 11 为根尖未发育完全的全脱位牙，保存失当，根部粘有泥沙，应在体外完成根管治疗、搔刮根面后再植入。

81. ABCEF 前牙反𬌗的相关因素有：①遗传因素：据有关资料统计，近 50% 的患者 1～3 代的血缘亲属中有类似错𬌗存在。②先天性疾病：腭裂患者上颌骨发育不足，易造成前牙反𬌗及近中错𬌗。③全身性疾病：佝偻病、内分泌紊乱患者，其钙代谢障碍或脑腺垂体功能亢进，常导致严重的下颌前突畸形。腭/舌扁桃体慢性炎症或肥大导致呼吸不畅而前伸下颌，日久可导致下颌前突。④后天局部原因：奶瓶哺乳不良姿势；乳尖牙磨耗不足；口腔不良习惯；多数乳磨牙早失；乳磨牙邻面龋。唇侧萌出的多生牙可能导致切牙的扭转和舌倾，继而导致咬合关系的错乱及反𬌗关系。乳前牙的外伤可能导致发育中的继承恒牙损伤移位，从而在反𬌗位置萌出。乳切牙因外伤或龋坏导致牙髓坏死而延迟脱落，有可能成为异物导致该区域恒牙移位。无牙髓乳牙通常无法完成正常的根吸收过程，常常在咬合发育的过程中造成的严重并发症。

82. ABCEF 骨性前牙反𬌗往往没有下颌的功能性移位，下颌闭合道为规则的圆滑弧形，下颌难以后退至切对切。也有一些骨性患者下颌可以少许后退，但面型不会因此而改变。磨牙关系为近中，尖牙关系也多为近中关系。反覆盖多较大，超过 3 mm，反覆𬌗一般较小，甚至为开𬌗或开𬌗趋势。骨性前牙反𬌗有前牙的代偿，上颌前牙唇向倾斜，下颌前牙舌向倾斜。骨性畸形的下颌平面角较为陡峭，为高角型或均角型。骨性反𬌗随着牙齿的替换，一般不会自己解除，随着生长发育，颌骨的不协调会更加严重。

83. CDEGH 根据题意该患者可退至切对切，以牙齿和功能性因素为主，可以使用上颌双曲舌簧𬌗垫式矫治器或者功能性矫治器；纠正可能引起反𬌗的原因，如不良习惯咬上唇等；调磨𬌗干扰的患牙；治疗有龋损的磨牙等。该患儿的骨性不调不明显，现阶段先纠正前牙反𬌗，不需要矫正颌骨不调，故颏兜、前方牵引器暂时不需要。

84. C 根据题干信息，需进行大疱性疾病的排查，常用的辅助诊断技术为尼氏征试验、揭皮试验、探针试验、免疫荧光检查、组织病理学检查。

85. B 因患者有慢性咳嗽病史，需进行肺部检查，用以排查肺部肿瘤所致"副肿瘤性天疱疮"的可能。

86. ABCDEF 口腔黏膜尼氏征试验是棘层细胞松解现象检查法之一，是口腔黏膜大疱性疾病辅助诊断中常用的方法之一。尼氏征阳性：用手指侧向推压外观正常的皮肤，即可迅速形成水疱，推赶水疱能使其在皮肤上移动；在口腔内，用舌舔黏膜或用棉签摩擦黏膜表面，可使外观正常的黏膜表层脱落或形成水疱。出现尼氏征阳性表现即停止试验，忌扩大水疱或脱皮面积；活跃期的寻常型和落叶型天疱疮常出现尼氏征阳性。

87. ABCDF 患者已明确诊断，应根据病变程度进行相关肿瘤干预的综合治疗。不应仅做保守观察，贻误病情。

88. ABCDEF 口腔检查应注意以下几点：①牙齿的完整性和颜色：检查牙体硬组织是否有裂纹和折断，应确认折断部位、范围、程度和有无露髓。②牙龈和口腔软组织情况。③牙位置是否改变。④叩诊和牙松动度检查。⑤牙髓活力测验。⑥检查咬合。⑦X线片检查：牙根有无折断；牙周间隙有无改变、是否存在牙槽骨折断；年轻恒牙应观察牙根发育情况；乳牙应观察外伤牙下方继承恒牙胚的情况；邻牙情况；是否存在陈旧性外伤，应注意牙根有无吸收及吸收方式。

89. ABC 外伤牙应对其牙髓活力进行检查，并首先拍摄根尖片观察是否有牙根折断、牙齿移位、及观察外伤牙牙根发育状态等。

90. BDEF 外伤后两天X线片无法显示牙髓炎症状况，BDEF选项均为外伤牙齿根尖片观察的内容。

91. ABCDEF 对外伤牙应根据外伤类型、牙根发育状况制定详细、全面的治疗计划，并与家长沟通治疗中及后期可能出现的问题，必要时要与相关科室会诊。

92. F 患牙咀嚼疼痛、叩痛、根尖区黏膜充血压痛以及影像学可见根尖周膜间隙增宽均为根尖周炎的表现。

93. AFG 患牙诊断根尖周炎，为感染根管，次氯酸钠具有良好的抗感染作用。研究表明，使用由多西环素、枸橼酸和聚山梨酯-80组成的MTAD作为终末根管冲洗，可以有效地去除根管机械预备过程中在根管壁形成的玷污层。由乙二胺四乙酸（EDTA）、氯己定和表面活性剂组成的根管冲洗剂QMix，具有良好的生物相容性，不仅能够有效去除玷污层，且抗菌作用持久。选项中过氧化氢、氯己定和EDTA溶液的浓度均不正确。

94. CF 显微镜下，钙化根管内的修复性和继发性牙本质色泽较暗，呈黑色或褐色。高倍放大时通常可见细小的根管，而3~8倍属于低倍放大，常用于定位、观察术野、去骨、倒预备及缝合等。显微镜下使用超声工作尖去除髓石后方能彻底暴露髓底，寻找根管口。髓室底的颜色较周围牙本质深。氯己定与次氯酸钠不可直接交替使用，会产生红色的结晶沉淀物氯苯胺，具有毒性及致癌性，可使牙本质小管的通透性明显下降并影响根管系统的封闭。

显微镜下使用机动器械能提高治疗精确性，减少并发症的发生。

95. A 钙化根管疏通失败时，如果根尖周没有明显的炎症征象，可在完成根管治疗后定期复查，如出现根尖周骨质破坏，方可进行显微根尖外科治疗。

96. BD 45 牙是由畸形中央尖引起的牙髓坏死，且该牙牙根发育未完成。根尖诱导成形术是传统的治疗年轻恒牙牙髓严重病变或根尖周炎症的方法，用药物诱导根尖部的牙髓和根尖周组织形成硬组织。牙髓血运重建术是在根管内诱导出血形成以血凝块为主的天然支架并提供丰富的生长因子，诱导干细胞分化为成牙本质细胞和成骨细胞等，从而促使牙髓再生和牙根继续发育。与传统的根尖诱导成形术相比，牙髓血运重建术具有诱导患牙牙根继续发育、根尖孔闭合以及根管壁增厚的优势，主要适用于根尖未发育完全的年轻恒牙。

97. ACE 根尖诱导成形术依赖的干细胞有根尖部残留的生活牙髓、根尖周组织的上皮根鞘、根尖部的牙乳头。

98. ABDEF 牙髓血运重建术的操作步骤：（1）患者术前用 0.5% 过氧化氢溶液漱口。（2）局部麻醉：可选择牙周膜韧带麻醉、黏膜下浸润麻醉或神经阻滞麻醉。（3）上橡皮障，准备强吸。（4）去龋。（5）揭髓室顶。（6）定位根管口。（7）去除坏死牙髓：建立通畅的根管通路，去除坏死牙髓组织。（8）根管消毒。（9）药物消毒：在根管内封抗生素糊剂 1~4 周。三联抗生素糊剂（TAP，环丙沙星：甲硝唑：米诺环素 =1：1：1，浓度 0.1~1.0mg/ml）或氢氧化钙糊剂。（10）药物诱导：①复诊时评估首诊治疗后的反应，有无持续感染的症状，考虑是否延长抗菌药物的治疗时间，或更换药物；②使用不含肾上腺素的局部麻醉药，橡皮障隔离。打开根管，若无脓性渗出，去除糊剂，17% EDTA 溶液充分、缓慢冲洗根管，再用无菌生理盐水漂洗；③干燥根管；④使用光滑髓针或扩大针轻柔刺穿牙髓及根尖周组织至出血，用蘸有无菌生理盐水的小棉球使出血止于釉牙骨质界下 2~3mm（最大程度减小牙冠染色可能），等待 15 分钟，在根管内形成稳定的血凝块；⑤盖髓剂覆盖其上以封闭根管口，使用暂封材料，拍片确认封闭情况。（11）永久充填：1~4 周后复诊，如有持续感染的症状，可延长抗菌药物的治疗时间或更换药物。如果症状消失，则玻璃离子粘固剂垫底，光固化复合树脂充填。（12）随访观察。（13）操作过程中尽量少或不探测根管（不进行或尽量减少机械预备），以保存牙髓干细胞和牙乳头间充质干细胞的活力。

99. ADE 牙髓血运重建术的根管消毒：干燥根管，根管内封入环丙沙星、甲硝唑和氨苄西林（或米诺环素）三联抗生素糊剂，放置微湿棉球，玻璃离子封闭冠方，观察 3 周。

100. ABCDEFGHI 在完成血运重建治疗后 3、6 及 12 个月以及之后 5 年每年追踪复查 1 次。随访追踪包括临床和影像学检查。所有选项均为随访内容。

全真模拟试卷（二）答案解析

1. C 艾滋病患者能进行牙髓治疗，但是需要在特殊的监控下进行治疗。

2. A 根尖是髓腔内的血管、神经、淋巴管与牙周组织联系的通道。根尖孔位于根尖较多（57%），位于旁侧较少（43%）。位于旁侧者，以舌侧最多，其余依次为远中、近中、唇颊侧。根管最狭窄处不在根尖孔，而是距根尖孔约1mm处。

3. D ①轻度张口受限：上下切牙切缘间距仅可置入两横指，为2～2.5cm；②中度张口受限：上下切牙切缘间距仅可置入一横指，为1～2cm；③重度张口受限：上下切牙切缘间距不到一横指，约1cm以内；④完全张口受限：完全不能张口，也称牙关紧闭。

4. C 牙石对牙周组织的致病作用主要是粗糙的牙石表面构成了菌斑生物膜附着滋生的良好部位，牙石表面始终有不全钙化或未钙化的菌斑生物膜，因此危害较大。同时，牙石的存在妨碍了口腔卫生，更加有利于菌斑生物膜的进一步形成。牙石的多孔结构也容易吸附更多的毒素，加之牙石本身坚硬粗糙，也易对牙周组织造成刺激。

5. C 琼脂水胶体加热至70～100℃液化成溶胶，冷却至30～50℃凝结为凝胶。溶胶－凝胶转变温度随琼脂的浓度变化而变化。

6. B 釉质发育不全系牙在颌骨内发育矿化期间所留下的缺陷，而在萌出以后被发现，并非牙萌出后机体健康状况的反映。所以，对这类患牙再补充维生素D和矿物质是毫无意义的。由于这类牙发育矿化较差，往往容易磨耗。患龋后发展较快，应进行防龋处理。牙发生着色、缺陷者可通过光固化复合树脂修复、烤瓷冠修复等方法进行治疗。

7. C 慢性增生性牙髓炎：多见于青少年患者，临床症状不明显，患牙根尖孔粗大、穿髓孔较大。食物嵌入窝洞内出现疼痛或出血，多无自发痛史。检查：大而深的龋洞。患牙因长期废用见大量软垢、牙石，洞内食物残渣较多。去除食物残渣后可见龋洞中的"牙髓息肉"，探诊无痛但极易出血，叩痛（-），牙髓温度测验迟缓性痛或无反应。

8. A 慢性龋：进展慢，病程长，龋坏组织染色深，呈黑褐色，病变组织较干硬，又称干性龋。一般龋病都属于此种类型。急性龋：多见于儿童或青年人。病变进展较快，病变组织颜色较浅，呈浅棕色，质地较软而且湿润，很容易用挖器剔除，又称湿性龋。

9. E 影响龋病发生发展的因素包括：牙的形态、结构、排列和成分、口腔卫生措施的实施、含氟牙膏的使用等，牙的数目与龋病发生无关。

10. B 𬌗创伤通常是指创伤所引起的牙周组织损伤和适应性变化。𬌗创伤可引起牙槽骨的垂直吸收，但单纯的𬌗创伤不会导致炎症的发生和牙周袋的形成，而是通过改变炎症扩散至牙周支持组织的途径和影响牙周组织破坏的程度而促进炎症的发展。

11. C 急性化脓性根尖周炎的发展分

为3个阶段：①根尖周脓肿阶段；②骨膜下脓肿阶段；③黏膜下脓肿阶段。根尖周脓肿症状：患牙出现自发痛、剧烈持续的跳痛，以至咬合时首先接触患牙并引起剧痛，患者因而不敢对合。

12. A 牙龈切除术的适应证：①经牙周基础治疗后不能消退的牙龈增生性病损。②后牙区中等深度的骨上袋，袋底不超过膜龈联合且附着龈宽度足够者。③冠周龈片覆盖在阻生牙面上，而该阻生牙的位置基本正常，为利于牙的萌出可将龈片切除。非适应证：①未经基础治疗或牙周炎症未控制者。②袋底超过膜龈联合的深牙周袋。③牙槽骨缺损及牙槽骨形态不佳需行骨手术者。④前牙的牙周袋，牙龈切除术会导致牙根暴露，影响美观。骨下袋：是指牙周袋底位于牙槽骨嵴顶的根方，牙槽骨一般呈垂直型或角形吸收。存在牙槽骨外形相关的病损，如局部牙槽骨凹坑状吸收，骨下袋（特别是最后一个磨牙的远中骨下袋）需进行植骨术及引导性组织再生术者。

13. C 根管弯曲是导致预备中出现台阶和根尖偏移的重要因素。当根管弯曲度＞20°时，台阶和偏移的发生率明显升高。

14. D 慢性根尖周炎：无明显不适或有咀嚼不适感，或者牙龈出现窦道。患牙X线片上根尖区骨质破坏的影像是确诊的关键依据。牙髓活力测验无反应。故可确诊为慢性根尖周炎。

15. D 牙周-牙髓联合病变：由于深牙周袋内的细菌、毒素通过根尖孔或根尖1/3处的根管侧支进入牙髓，先引起根尖1/3处的牙髓充血和发炎，以后局限的慢性牙髓炎可急性发作，表现为典型的急性牙髓炎。临床检查时可见患牙有深达根尖区的牙周袋或严重的牙龈退缩，牙一般松动达Ⅱ度以上。根据题干，患者的主诉症状冷热痛及自发痛是急性牙髓炎的表现。

X线片未见牙体的缺损及根尖周的病变，且根分叉有暗影，考虑是牙周炎引起的牙髓炎，故诊断为牙周-牙髓联合病变。

16. B 糖尿病是牙周病的危险因素之一，未经控制的糖尿病患者，其牙周组织的炎症和破坏常明显地重于单纯局部刺激因素者。糖尿病患者对感染的抵抗力低，较容易发生单个或多个牙的急性牙周脓肿，牙周破坏发展迅速；糖尿病患者对常规的牙周治疗反应欠佳或治疗后容易复发。

17. A 根据题干描述，36松动Ⅰ度，该处牙龈肿胀，探诊易出血，探诊深度4mm，牙周袋内已能探到根分叉的外形，但尚不能水平探入分叉内，说明该病变为根分叉病变，牙周袋浅，仅需龈下刮治术及根面平整术。

18. E 手足口病的皮肤病变主要表现为红色斑丘疹。靶形红斑是多形红斑的皮肤表现；结节红斑是白塞病的皮肤表现；皮肤水滴样大疱是天疱疮的皮肤表现；蝶形红斑是盘状红斑狼疮的皮肤表现。

19. D 地图舌的病损形态和位置多变，外观类似标示着蜿蜒国界的地图。病损由周边区和中央区组成。中央区表现为丝状舌乳头萎缩微凹、黏膜充血发红、表面光滑的剥脱样改变。周边区表现为丝状舌乳头增厚、呈黄白色条带状或弧线状分布，宽约数毫米，与周围正常黏膜形成明晰的分界。一般无疼痛等不良感觉，偶有烧灼样疼痛或钝痛。

20. A 慢性肾上腺皮质功能减退症分为原发性和继发性，前者是由于肾上腺皮质激素分泌不足所致，后者是由于促肾上腺皮质激素分泌不足所致。本病常见于成年人，临床表现为皮肤、黏膜色素沉着、衰弱无力、体重减轻、血压降低等。色素沉着息肉综合征的特征为口腔黏膜、口周皮肤等部位出现黑色素斑，且有腹痛、便血等症状和家族遗传史。Albright综合征表现为口腔黏膜、皮肤色素沉着，多发性骨纤维发育异常和性早熟等。甲状旁腺功能减退症是指甲状旁腺素分泌过少或效应不足所导致的一组临床综合征，其特征为手足抽搐，癫痫样发作，低钙血症，高磷血症等。此外，皮肤黏膜也会出现色素沉着。库欣综合征是由于糖皮质激素分泌过多所产生的症候群，表现为满月脸、多血质外貌、向心性肥胖、高血压、骨质疏松等，皮肤颜色加深，可有色素沉着。

21. C 嗅诊在口腔黏膜病检查时很重要，一般的口腔黏膜细菌性感染为炎性口臭；坏死性龈口炎有特殊腐败性臭味；恶性肿瘤为组织腐败坏死性气味。

22. E 外伤牙的检查应关注牙根及根尖周的细微结构，首选根尖片。一般不必要进行全口牙位曲面体层片。

23. E ① 0.2% NaF（900F－mg/L）溶液：每周使用 1 次。适用于学校或幼儿园的防龋项目，需要在老师或专业人员的监督下使用。②0.05% NaF（230F－mg/L）溶液：每天使用 1 次。可作为家庭口腔保健用品，儿童需在家长的监督下使用。

24. E 窝沟龋最先发生的部位在窝沟壁，此处窝沟相对狭窄，易于附着菌斑，造成窝沟壁表面脱矿，表现为狭窄处相对的沟壁上牙釉质龋损的形成。因而在龋形成的早期阶段，窝沟底部相对未受到影响，随着龋病继续发展，窝沟壁病损逐渐扩大，最后累及沟底，形成金字塔形的损害。

25. B 从题干可知，患牙的诊断为年轻恒牙深龋，应采取尽量保髓的治疗方案。间接盖髓术是指用具有消炎和促进牙髓、牙本质修复反应的盖髓制剂覆盖于洞底，促进软化牙本质再矿化和修复性牙本质形成，保存全部健康牙髓的方法。

二、多选题

26. BCD 口腔白斑病可分为均质型与非均质型两大类；前者有斑块状、皱纹纸状；而颗粒状、疣状及溃疡状等属于后者。①颗粒状：白色损害呈颗粒状突起，致黏膜表面不平整，病损间杂黏膜充血，似有小片状或点状糜烂，患者可有刺激痛。本型白斑多数可查到白念珠菌感染。颊部口角区黏膜多见。②疣状：损害呈灰白色，表面粗糙呈刺状或绒毛状突起，明显高出黏膜，质稍硬。疣状损害多发生于牙槽嵴、口底、唇、腭等部位。③溃疡状：在增厚的白色斑块上，有糜烂或溃疡，可有或无局部刺激因素。患者感觉疼痛。

27. ABCD 第二双尖牙的颊面颈部比第一双尖牙宽，其他选项均正确。

28. CDE （1）根尖诱导成形术是在控制根管内感染的基础上，使用根尖诱导成形药物，诱导根尖部牙髓、牙乳头、上皮根鞘恢复活力，沉积牙骨质或形成骨样牙本质，使牙根继续发育，最终形成根尖封闭。（2）适应证是：①牙髓病变已波及根髓的年轻恒牙。②牙髓全部坏死或并发根尖周炎症的年轻恒牙。③牙外伤后行牙髓切断术失败的年轻恒牙。（3）根管消毒：吸干根管，封入消毒力强、刺激性小的药物如氢氧化钙、氧化锌－丁香油粘固剂暂封。定期换药，直至无渗出或无症状。（4）药物诱导：取出根管内封药，将装有 Vi－tapex 糊剂的注射器插入根尖 1/3 处，加压注射，根管口处有糊剂溢出后，边加压边后退注射器，使 Vi－tapex 充满管腔并接触根尖部组织。（5）根尖诱导成形术后应定期复查，初期每 3 个月复查 1 次，后期可延长为 6 个月，直至牙根发育完成。复查时需拍摄 X 线片了解根尖周病变愈合情况、牙根发育情况及诱导药物吸收情况，必要时更换药物。一般不做永久性根管充填，若治疗期间出现临床症状或牙根发育停止，应重行根尖诱导成形术。

29. ABCDE 唇腭裂的序列治疗就是在患者从出生到长大成人的每一生长发育

阶段，治疗其相应的形态、功能和心理缺陷。目前唇腭裂的治疗一般包括：修补裂隙和恢复解剖形态的外科手术治疗，改善牙列结构的牙正畸治疗，恢复正常说话功能的语言治疗以及能配合治疗、顺利学习、适应生活、工作和社会的心理治疗。

30. ABD 上颌骨与上颌牙弓阻抗中心的位置：上颌骨阻抗中心的位置在正中矢状面上，其高度在梨状孔下缘，前后位置在第二前磨牙和第一磨牙之间；上颌牙弓的阻抗中心位置也在正中矢状面上，但其前后位置在第二前磨牙处，高度约在前磨牙的牙根尖。

31. CDE 调节固位力的措施：①增减直接固位体的数目。②选择和修整基牙的固位形。③调整基牙间的分散程度。④调整就位道。⑤调节卡环臂进入倒凹区的深度和部位。⑥合理选用固位体的材料和制作方法。⑦利用制锁作用来增强固位效果。⑧充分利用吸附力、表面张力和大气压力来协同固位。减小人工牙颊舌径、适当降低咬合是通过减小载荷改善支持力。

32. ABCDE 影响复合树脂固化的因素有：①光源波长，如以樟脑醌为引发剂的复合树脂，有效波长为 $410 \sim 510 \mu m$，以 $470 \mu m$ 为最佳。②光照时间，当前市售商品复合树脂一般有固化时间标志，固化深度为 $3 \sim 5 mm$。③光强（功率）。④光照距离：一般不宜超过 $3 mm$。⑤光照角度和树脂的厚度。⑥复合树脂中的颜料和充填料的透明度。

33. BCD 目前临床多采用 Black 提出的窝洞预备原则：①去净龋坏组织；②保护牙髓组织；③尽量保留健康牙体组织；④注意患者全身状况。窝洞预备首先是在洞深范围内扩展洞形，提供进入龋损的通道，确定窝洞的外形，制备抗力形和固位形。

34. ABCD 银焊合金又称白合金焊，

其组成为银 >57%、铜 <28%、锌 <15%，熔点为 $650 \sim 750 ℃$。银焊合金除焊接银合金外，还可用于镍铬合金、不锈钢、钴铬合金和铜合金等的焊接。银焊合金以硼砂作为焊媒。

35. AD 活动矫治器由固位、加力和连接三部分组成。固位部分：（1）卡环：是活动矫治器的主要固位装置。常见的有箭头卡环、连续卡环和单臂卡环等。（2）邻间钩：常用于第一、第二前磨牙间或前磨牙与磨牙之间的固位装置，又称颊钩。加力部分：是矫治器对错位牙施加矫治力的部分。有弹簧（又称副簧或指簧）、弓簧、螺旋器、弹力橡皮圈等。连接部分：把矫治器加力部分和固位部分连成一个整体，发挥矫治力的作用，有基托、唇（舌）弓等。

36. ADE 牙周炎早期症状不明显，患者常只有继发性牙龈出血或口臭的表现，与龈炎症状相似。检查时可见龈缘、龈乳头和附着龈的肿胀、质松软，呈深红色或暗红色，探诊易出血。随着炎症的进一步扩散，出现下列症状：①牙周袋形成：由于炎症的扩展，牙周膜被破坏，牙槽骨逐渐吸收，牙龈与牙根分离，使龈沟加深而形成牙周袋。可用探针测牙周袋深度。②牙周溢脓：牙周袋壁有溃疡及炎症性肉芽组织形成，袋内有脓性分泌物存留，故轻按牙龈，可见溢脓。并常有口臭。③牙齿松动：由于牙周组织被破坏，特别是牙槽骨吸收加重时，支持牙齿的力量不足，出现牙齿松动、移位等现象。此时患者常感咬合无力、钝痛、牙龈出血和口臭加重。

37. ABCD 根管充填的时机：①已经过严格的根管预备和消毒。②患牙无疼痛或其他不适。③暂封材料完整。④根管无异味、无明显渗出物。⑤根管充填必须在严格隔湿条件下进行。X线显示根尖周骨质破坏已修复是根管治疗成功的判断标准之一。

38. ACDE 种植义齿的支持取决于种植体骨结合界面，种植体的数目、植入位置、分布，及骨内段的尺寸和表面积等。种植体与周围骨组织的骨结合程度直接影响种植义齿的支持力，骨结合程度的影响因素包括愈合时间、骨密度、手术方式等。种植义齿的固位主要取决于上部结构与基桩的连接。

39. ABDE 活髓牙在经过牙体磨切后，暴露的牙本质遇冷、热刺激会出现牙本质过敏现象。若牙体预备时损伤大，术后未采取保护措施，牙髓常充血，处于激惹状态。戴冠时的机械刺激和冷刺激，粘固时消毒药物刺激，以及粘固剂中的游离酸刺激，会引起患牙短时间内疼痛。待粘固剂充分结固后，由于粘固剂为热、电的不良导体，在口内对患牙起到保护作用，疼痛一般可自行消失。腐质未去净是修复体使用一段时间之后出现过敏性疼痛的主要原因。

40. ABCD ABCD 选项均属于氟化物的作用机制，而 E 选项是硝酸银治疗龋损的作用机制。

41. ABCD 根尖周脓肿与牙周脓肿的鉴别见下表。

症状与体征	根尖周脓肿	牙周脓肿
感染来源	牙髓病或根尖周感染	牙周袋
牙周袋	一般无	有
牙体情况	有龋齿或非龋病，或修复体	一般无龋
疼痛程度	较重	相对较轻
牙髓活力	无	有
脓肿部位	范围较弥漫，中心位于龈颊沟附近	局限于牙周袋壁，较近龈缘
牙松动度	松动较轻或重，治愈后可恢复	松动明显，消肿后仍松动
叩痛	很重	相对较轻

42. BCDE 器械分离的原因：①根管解剖因素：如弯曲根管、钙化根管、细小根管、多个根尖分歧、牙本质肩领明显突出等。②根管锉的因素：根管锉螺纹变稀疏或变密集等。③操作因素：未充分建立进入根管的直线通路、操作方法不当如旋转角度过大、用力不当、跳号预备等。

43. ABC 糖皮质激素类药物：其主要作用机制在于抗炎和抑制免疫。早期合理使用糖皮质激素是治疗成功的关键。对糖皮质激素反应差或无法承受较大剂量激素者，可联合使用免疫抑制药物，减少糖皮质激素用量，从而减少糖皮质激素不良反应的发生。

44. ABCD 脱位牙再植后的愈合方式有：①牙周膜愈合，即牙与牙槽之间形成正常牙周膜愈合。这种机会极少，仅限于牙脱位离体时间较短，牙周膜尚存活，而且又无感染者。②骨性粘连，牙根的牙骨质和牙本质被吸收并由骨质所代替，临床表现为牙松动度减少，X 线片示无牙周间隙。③炎症性吸收，在被吸收的牙根面与牙槽骨之间有炎症性肉芽组织。术后 1~4 个月可由 X 线片显示，表现为牙根面吸收和根管内吸收。置换性吸收发生在受伤后 6~8 周，可呈暂时性，也可呈进行性，直至牙齿脱落。

45. BCDE 低磷酸酯酶症是一种罕见的遗传性疾病，其特点为骨骼和牙齿矿化不全。骨骼矿化不全可造成腿骨畸形，颅缝过早融合，导致颅内压增高性突眼和脑损伤。牙根牙骨质形成不全是口腔的主要表现，亦可造成乳牙早失。牛牙样牙属于牙齿形态异常，不是低磷酸酯酶症的表现。

三、共用题干单选题

46. C 根据检查可知，全口牙面有不规则白垩斑，探诊光滑，牙面无缺损，右上 1、左上 1 牙唇面有黄斑，故判断患者为氟斑牙。

47. B 由于患者可能诊断为氟斑牙，故应询问其是否在高氟地区生活过。

48. E 引起氟斑牙的主要原因是人体摄入氟含量过高。

49. A 对已形成的氟斑牙的处理方法：①对无实质性缺损的，前牙可采用外脱色法；后牙不予处理。②对有实质性缺损的，前牙适合用光固化复合树脂修复，重者可用贴面、烤瓷冠修复；后牙氟牙症影响咀嚼功能者，可采取充填法或金属全冠修复。

50. B 对牙根未发育完成的年轻恒牙，应视牙髓暴露的多少和污染程度做活髓切断术。

51. A 牙本质暴露少、未露髓者应脱敏治疗后复合树脂修复。

52. D 对牙根发育完成的露髓患牙应做根管治疗。

53. E 对于牙根长、牙周情况良好的年轻患者，折断线在龈下 1 ~ 4mm，均可以采用各种技术延长牙根保留患牙。

54. D 牙髓状态要通过牙髓活力测验来判断，常用的牙髓活力测验方法有温度测验（冷、热诊）和牙髓电活力测验，温度测验能细化地分辨牙髓的病理状态。牙髓电活力测验是通过牙髓电活力测验仪来检测牙髓神经成分对电刺激的反应，主要用于判断牙髓"生"或"死"的状态。

55. A 牙髓温度测验是根据患牙对冷或热刺激的反应来判断牙髓状态的一种诊断方法。其原理是突然、明显的温度变化可以诱发牙髓一定程度的反应或疼痛。正常牙髓对温度刺激具有一定的耐受阈，对 20 ~ 50℃ 的水无明显不适反应，以低于 10℃ 为冷刺激，高于 60℃ 为热刺激。

56. C 牙髓温度测验结果的表示方法和临床意义：温度测验结果是被测牙与患者正常对照牙比较的结果，因而不能采用（＋）、（－）表示，具体表示方法为：正常、敏感、迟钝、无反应。

57. D 根据临床症状无自发痛，冷测同正常对照牙，冷水滴入龋洞内一过性敏感，X 线片示右下 6 龋损影至牙本质深层，可诊断为深龋。

58. C 不论急慢性龋，可去净软龋且牙髓状况正常的最佳治疗方案应是去净软龋后垫底充填。

59. B Ⅰ 类洞：发生于发育点隙裂沟的龋损所制备的窝洞。包括磨牙和前磨牙的𬌗面洞、上前牙腭面洞、下磨牙颊面𬌗 2/3 的颊面洞和颊𬌗面洞、上磨牙腭面𬌗 2/3 的腭面洞和腭𬌗面洞。结合题干分析该窝洞为 Ⅰ 类洞，无需排龈。

60. D 根据该患者发病急、药物因素影响及出现眼睑、下唇肿胀等临床特点，符合血管神经性水肿的发病因素及临床特点，故初步诊断为血管神经性水肿。

61. E 血管神经性水肿为一种急性局部超敏反应型的黏膜、皮肤水肿，属于 Ⅰ 型超敏反应性疾病。发作和消退均较迅速。上唇最为多见，上唇肥厚，有瓦楞状沟，色泽淡红，如为深部组织水肿则色泽正常。触诊肿胀区有弹性，质略韧，无压痛及波动感。症状体征可在数小时或 1 ~ 2 日内消退，不遗留痕迹，但易复发。

62. A 血管神经性水肿的主要临床表现是急性发病，头面部疏松结缔组织肿胀。颌面部蜂窝织炎的主要表现是软组织的广泛性水肿，颌周有自发性剧痛、灼热感，皮肤表面略粗糙而红肿坚硬。全身症状常很严重，多伴有发热、寒战，体温可达 39 ~ 40℃ 以上。荨麻疹是一种血管皮肤反应，典型表现为短暂的有痒感的风团发作，风团为边界清晰、中心苍白、光滑、轻度高出皮面的红斑，形状及大小表现多样。

接触性口炎呈急性发作，口角局部充血、水肿、糜烂明显，渗出液增多，皲裂，疼痛剧烈。除口角炎外，可伴有唇红部水肿、口腔黏膜糜烂等其他过敏反应症状。肉芽肿性唇炎具有口唇弥漫性反复肿胀，触诊有垫褥感，反复发作的病史和肿胀病损不能恢复等典型症状。类天疱疮的口腔黏膜反复出现张力性厚壁水疱，尼氏征、揭皮试验、探诊试验均为阴性；病损累及牙龈，主要表现为剥脱性龈炎样损害，牙龈弥散性红斑。

63. A 血管神经性水肿的治疗：（1）全身药物治疗：①抗组胺类药：氯雷他定，口服，成人，10mg/d；西替利嗪，口服，成人，10mg/d；非索非那定，成人，120mg/d。②糖皮质激素：轻者给予泼尼松 15～30mg/d；重者给予氢化可的松 100～200mg 加入 5%～10% 葡萄糖溶液 1000～2000ml 中静脉滴注，病情缓解后停药。③10% 葡萄糖酸钙加维生素 C 静脉注射可增加血管致密性，减少渗出，减轻炎症反应。④抗休克的血管活性药物：症状严重者可皮下注射 0.1% 肾上腺素 0.25～0.5ml，视病情可重复注射，心血管疾病患者慎用。（2）局部药物治疗：可选用注射药，如泼尼松龙注射液、曲安奈德注射液、复方倍他米松注射液等。还有软膏药，如曲安西龙软膏、氟轻松软膏等。

64. C 根管治疗过程中空气有可能通过根尖孔到达眼眶下部、颊部皮下软组织，潴留其中导致皮下气肿，会发出捻发音，很少疼痛。

65. C 皮下气肿会自然消退，引入的空气如果不洁净会有感染的风险，可抗菌数日预防感染。

四、案例分析题

66. CDF 由口腔检查可知，右下 7 殆面深龋洞，探诊不适，故需要检查 X 线片、牙髓活力测试以及试验性备洞。

67. AB 根据 X 线片显示，龋洞未及牙髓，可判断该牙为深龋或可复性牙髓炎。

68. BF 去腐过程中，应喷水降温备洞，不可使窝洞干燥，避免备洞过程中产生过多的热刺激牙髓，去净腐质后，用探针沿洞底滑动，不可加压检测有无穿髓孔。

69. BCEF 若备洞过程中，出现不严重的刺激痛，应选择能安抚牙髓的垫底材料。

70. ABDF 若主诉该牙疼痛，造成的原因可能有：在备洞过程中，对牙髓的刺激产生的疼痛；或在备洞过程中有意外穿髓孔；也有可能是充填材料过高引起的咬合不适；或者是腐质已达牙髓，引起的牙髓炎。

71. DF 患者 1 年前曾有过肿痛但未治疗，检查 26 颊侧牙龈肿胀，探及窦道，符合慢性根尖周炎的临床表现；患牙可探及深 5～6mm 的牙周袋，有牙周-牙髓联合病变的可能。

72. C 慢性根尖周炎的确诊应拍摄窦道口插牙胶尖的 X 线示踪片明确根尖骨质是否遭到破坏以及窦道是否源自根尖部。

73. ADEF 探诊检查的对象包括牙齿、牙周和窦道等，牙周探诊时探针与牙体长轴方向平行，对 6 个位点进行检测；探诊无法鉴别牙髓活力，所以无法区分活髓牙和死髓牙，也不能区分牙髓炎症的阶段。

74. AF 牙髓电活力测验主要用于判断牙髓是死髓还是活髓，但不能作为诊断的唯一依据，牙髓电活力测验存在假阳性或假阴性反应的可能。引起假阴性反应的原因：①患者事先用过镇痛药、麻醉药或乙醇饮料等，使之不能正常地感知电刺激。②探头或电极未能有效地接触牙面，妨碍了电流传导至牙髓。③根尖尚未发育完全的新萌出牙，其牙髓通常对电刺激无反应。④根管内过度钙化的牙，其牙髓对电刺激通常无反应，常见于一些老年人的患牙。⑤刚受过外伤的患牙可对电刺激无反应。牙髓电活力测验仪可干扰心脏起搏器的工作，故该项测验禁用于心脏安装有起搏器的患者。

75. C 患者左上 6 远中颈部可探及深龋洞，冷诊有一过性疼痛，叩痛（±），无松动，龈稍红，余牙体无明显龋病病损，可考虑诊断为左上 6 深龋。

76. B 结合题干患者出现的持续性自发性疼痛，颌面放射痛，夜间痛，冷测持续性激发痛为急性牙髓炎发作的症状，探诊可引起剧烈疼痛，有时可探及微小穿髓孔。故原因可能是治疗时未发现小穿髓孔。

77. A 对于牙根发育完全的恒牙，出现急性牙髓炎症状，首选根管治疗术。

78. ABCDEF 橡皮障的优点包括：提供不受唾液、血液和其他组织液污染的操作空间；保护牙龈、舌及口腔黏膜软组织，避免手术过程中受到意外损伤；防止患者吸入或吞入器械、牙碎片、药物或冲洗液；保持术者视野清楚，提高工作效率；保护术者，避免因患者误吸或误咽发生差错或意外事故；防止医源性交叉感染。

79. E 通过认真的检查找出窦道口与患牙的关系，必要时可自窦道口插入诊断丝拍摄 X 线示踪片以确定窦道的来源，避免将窦道口附近的健康牙误诊为患牙。

80. D 结合临床检查和影像学检查，22 叩痛（±），根尖部见圆形透射影，周围可见致密白线环绕，考虑为根尖周囊肿。23 牙体磨损，叩痛（±），牙髓活力测验无反应，根尖周未见明显异常，考虑牙髓坏死。

81. D 根据题干提供的证据"23 牙冠变色，切端中度磨损，叩痛（±），无松

动"，考虑长期慢性创伤性咬合影响牙髓的血供，导致牙髓变性或坏死。牙体中度磨损引起牙髓受损的可能性不大。其他选项尚无充足依据。

82. BCDF 扇形瓣的优点是不破坏边缘龈和牙龈附着，易于切开和翻起，术野清楚。缺点是易切断垂直向的血管和胶原纤维、出血较多和组织瓣收缩。对于附着龈较短、牙根较短或根尖周病变较大的患牙，禁用该瓣设计。矩形瓣最大的优点是手术视野较好，缝合后组织愈合较快，没有疤痕，适用于下颌前牙，多根牙和较长的牙根，如上颌尖牙。三角形瓣的优点是组织瓣的血供破坏较小，有利于伤口的复位缝合和组织愈合，但缺点是单一的垂直切口限制了手术的视野，因此多用于后牙，前牙区也可采用。垂直切口从龈缘开始，通常靠近龈乳头的近中或远中，与牙长轴平行，一直切到膜龈联合处。选择龈沟内切口时，牙龈的血液供应不会受到影响，但患牙必须无牙周袋，牙龈无明显炎症。

83. F 根尖手术前需确切地了解手术中可能涉及的重要解剖结构，如颏孔、下颌神经管、上颌窦和鼻底等。上前牙最可能损伤到的重要解剖结构为鼻底。

84. ABDE 术后护理和复查：缝合完成后，用生理盐水纱布轻压术区10~15分钟，可以缩小血凝块的厚度并有利于止血。也可使用冰袋在颊部或下颌轻压术区30分钟以收缩血管、减小肿胀和促进血液凝固。术后应告知患者术后反应以及家庭护理的方法。嘱患者暂时不要刷牙，术后第 2 天用 1 ∶ 5000 氯己定溶液含漱。在手术过程中，组织损伤特别是瓣的损伤较小时，术后疼痛一般较轻。如有去骨较多、血凝块较大、上颌窦穿通等情况，应在手术后服用抗生素。一般术后 5~7 天拆线。术后 6 个月应复查 1 次，并于术后 12 个月和

24 个月再进行 2 次复查。复查包括临床表现和 X 线片检查两个方面。

85. D 结合病史及临床表现，应首先考虑良性黏膜类天疱疮。其临床表现是口腔黏膜反复出现张力性厚壁水疱；尼氏征、揭皮试验、探诊均为阴性。病损累及牙龈，主要表现为剥脱性龈炎样损害，牙龈弥散性红斑。翼下颌韧带、软腭、悬雍垂等处糜烂愈合后易形成瘢痕和纤维粘连。寻常型天疱疮尼氏征阳性，大疱性类天疱疮皮肤损害多发于易受摩擦部位，口腔黏膜较少累及。疱疹性口炎多发于 6 岁前的儿童，特别是在出生后 6 个月至 3 岁的婴幼儿多见。多形红斑皮肤病损可表现为红斑、丘疹，以及特征性的靶形红斑。

86. A 良性黏膜类天疱疮的组织病理学特点为上皮完整，上皮与结缔组织之间有水疱或裂隙，即形成上皮下疱，并无棘层松解现象。

87. ABE 良性黏膜类天疱疮的诊断主要依据临床损害、组织病理及免疫荧光检查技术。

88. D 良性黏膜类天疱疮的治疗原则：①损害仅累及口腔黏膜且较局限者，局部使用糖皮质激素制剂。②口腔黏膜损害较严重或同时累及其他部位者，可考虑全身使用糖皮质激素或与免疫抑制药联用。③局部消炎、防腐、镇痛，防止继发感染。④大多数患者可出现眼部损害，应建议尽早进行眼科治疗，防止发生角膜瘢痕、失明等严重并发症。

89. ACDEF 患儿 4 岁，乳牙松动脱落伴深牙周袋高度怀疑掌跖角化 - 牙周破坏综合征。应进一步检查皮肤有无过度角化，头颅 X 线检查及全口牙位曲面体层 X 线片确认牙周情况以及血常规、血生化明确诊断。

90. E 掌跖角化 - 牙周破坏综合征的典型特征是皮肤过度角化，严重的牙周破坏，表现为深牙周袋和严重的炎症状态。检测到 CTSC 基因突变及组织蛋白酶 C 活性降低是确诊的金标准。

91. E 掌跖角化 - 牙周破坏综合征治疗的基本原则是关键时间内拔除一切患牙，以减少致病菌或破坏致病菌生存的环境，防止新病变发生。

92. ACDEF 掌跖角化 - 牙周破坏综合征，其特点是手掌和脚掌部位的皮肤过度角化、皲裂和脱屑，牙周组织严重破坏，皮损及牙周病变常在 4 岁前出现。患儿智力及身体发育正常。牙周病损在乳牙萌出不久即可发生，恒牙萌出后又按萌出的顺序相继发生牙周破坏。患者牙周主要菌群与慢性牙周炎相似，但在根尖部的牙周袋内有大量螺旋体聚集。

93. ABCDE 牙齿震荡是单纯的牙支持组织损伤而没有异常的牙松动和移位，患者自觉牙酸痛，咬合不适。X 线片检查显示根尖周无异常。11、12 只有叩诊不适，符合牙震荡的诊断。半脱出时牙齿部分脱出牙槽窝，明显伸长，通常腭向移位，牙松动明显，龈沟内出血。根据 21 牙冠伸长、移位及松动的程度，符合部分脱位的诊断。挫入时患牙比相邻牙短，常不松动，叩诊呈高调金属音，牙龈可有淤血样改变。22 牙冠短于 12，且有金属音及其他临床表现，22 符合挫入的诊断。釉质裂纹在光线平行于牙体长轴时最易发现，单纯釉质裂纹患者可没有不适症状；简单冠折包括釉质折断、釉质牙本质折断，根据题意 22 是釉质折裂，而非冠折。

94. ABCD 牙震荡和牙脱位在没有咬合创伤时，可不做特殊处理，嘱患者避免该牙咬硬物 2 周左右，并定期复查。11、12 属于牙震荡，可暂时观察。半脱出和侧方移位的治疗原则是及时复位并固定牙，同时消除咬合创伤，严密观察牙髓状态的转归。21 部分脱位，且结合 X 线的检查，可以先复位固定，后期根据牙髓状态选择是否行根管治疗。对于挫入牙的即刻复位价值尚未肯定，应视挫入的程度、患儿的年龄和牙发育的程度区别对待。22 由于牙根发育了 1/3，根尖周的血运丰富，不宜将牙拉出复位，应暂时观察待牙自行萌出。

95. ACDF 复位：应在局部麻醉下进行，手法应轻柔，首先应解除唇腭侧根尖锁结，然后向根方复位。固定：脱位性损伤的牙，患牙应保持一定的生理动度，采用弹性固定。常用的固定单位是 1 个外伤牙 + 两侧各 2 个正常邻牙构成的 5 牙固定单位。

96. B 复位后的牙需固定 2 周左右，如果正中𬌗存在咬合创伤，应使用全牙列𬌗垫治疗。

97. ACE 吮指习惯，手指含在上下牙弓之间，牙受力而引起上前牙前突形成深覆盖。吮指动作有压下颌向后的作用，可形成远中错𬌗畸形。咬下唇增加了推上前牙向唇侧及下前牙向舌侧的压力，妨碍下牙弓及下颌向前发育，前牙形成深覆盖，深覆𬌗，上前牙前突，下颌后缩。口呼吸患儿为了扩大鼻咽通道，经常将头抬起前伸，下颌被牵引向下，下颌下垂，久之可发展为下颌后缩畸形。

98. ABCF 对于咬下唇不良习惯的患儿可以在下唇涂苦味剂或经常提醒患儿，但对于不配合患儿效果较差。也可使用前庭盾、唇挡使唇与牙隔离，防止咬下唇。

99. C 拍摄头颅定位侧位片进行头影测量，获得代表上下颌骨发育的数据，根据数据判断该患儿是否上颌骨发育过大、下颌骨发育不足或下颌骨位置后缩。

100. ABCDE 斜导、Activator、Twin-block 可引导下颌前伸，刺激下颌发育。前庭盾可用于内收上前牙，同时阻隔唇部与下颌接触，破除唇部施加在下颌向后的压力。上颌螺旋弓扩大器扩宽牙弓产生间隙，双曲唇弓内收前牙。FR Ⅲ 多用于矫治反颌。

全真模拟试卷（三）答案解析

一、单选题

1. B 上皮细胞发生空泡变性，持续退行性变和坏死导致内壁溃疡，暴露下方明显的炎性结缔组织。浸润的白细胞坏死后形成脓液。牙周袋壁退行性变的严重性与袋的深度不一定一致。内壁溃疡可发生在浅袋，偶尔也可观察到深袋的内壁上皮相对完整，只有轻微的变性。

2. D 牙周袋的形成是慢性牙周炎的临床表现，并不是伴发病变。

3. C 上颌侧切牙的髓腔与上颌中切牙相似，但略小。近远中剖面髓室顶较整齐，接近牙冠中部，为髓腔最宽处。髓腔宽度从牙颈至根中部逐渐缩小，至根尖1/3才显著缩小。唇舌剖面髓腔在颈缘附近最厚。至根尖1/2或1/3才缩小，并随根尖而弯曲。上颌侧切牙通常为单根管，偶尔有2个根管。冠根比例为1∶1.47。

4. B 宽度（横向）不调的主要症状是上颌牙弓宽于下颌牙弓，后牙深覆盖或正锁𬌗。

5. A 上颌第一磨牙：常见3~4个根管，即2~3个颊根管，1个腭根管，其中腭根管最长，2个颊根管口彼此约成45°角，近颊根管口位于髓室底的最颊侧，弯曲且较细，多变异，近颊出现2个根管的比例约为60%。侧支根管发生率为45%，根分叉处副根管的发生率为18%，平均长度20.8mm，颊根管较腭根管短2~3mm，冠根比例为1∶1.71，一般9~10岁时根尖形成。

6. C 根分叉区病变指牙周炎的病变波及多根牙的根分叉区，本病是牙周炎发展的一个阶段，菌斑仍是主要原因。

7. A 对小而深的敏感点，可做充填或调𬌗；对敏感部位行脱敏治疗并注意检查和调磨对𬌗过高的牙尖；牙颈部敏感区的脱敏应注意避免脱敏剂烧伤牙龈，应选用无腐蚀的脱敏剂（如75%的氟化钠甘油糊剂）；对多个牙敏感，尤其位于牙颈部时，可考虑用激光或直流电离子导入法脱敏；对脱敏无效或激光法脱敏疼痛明显者，特别是伴有较严重的磨损者，可做牙髓治疗。

8. C 牙髓切断术的适应证：根尖未发育完全的年轻恒牙，无论是龋源性、外伤性或机械性露髓，均可行牙髓切断术以保存活髓，直到牙根发育完成。待牙根发育完成后，进行牙髓摘除术或根管治疗术。若牙髓切断术失败，可进行根尖诱导成形术或根尖屏障术或牙髓血运重建术。

9. D 健康的龈沟探诊深度一般不超过3mm，牙龈有炎症时，由于组织的水肿或增生，龈沟的探诊深度可达3mm以上，此时结合上皮虽可有向根方或侧方的增殖，但上皮附着（龈沟底）的位置仍在釉牙骨质界处，即此时尚无附着丧失，也无牙槽骨吸收，尽管此时探诊深度可能＞3mm，形成的也是假性牙周袋。是否有附着丧失是区别牙龈炎和牙周炎的关键指征。

10. B 三叉神经带状疱疹口腔黏膜的损害：疱疹多密集，溃疡面较大，唇、颊、舌、腭的病损也仅限于单侧。带状疱疹第一支除额部外，可累及眼角黏膜，甚至失明；第二支累及唇、腭及颞下部、颧部、眶下皮肤；第三支累及舌、下唇、颊及颌部皮肤。

11. C 炎性病灶已化脓并形成脓肿，或脓肿已自溃而引流不畅时，都应进行切开引流或扩大引流术。有凹陷性水肿，波动感或穿刺有脓表明已有脓肿形成，为切开引流的绝对指征。ABE 选项无法确切表明已有脓肿形成，D 选项脓肿已溃破，应探查脓腔内是否有脓液遗留再决定是否引流。

12. E 龋病治疗后出现牙体折裂主要是由剩余牙体抗力不足引起的。主要原因是：未降低咬合保护薄壁弱尖、点线角锐利出现应力集中、未去除无基釉、侧向运动受力过大、存在咬合高点、死髓牙误诊为活髓牙等。

13. D 弯曲根管预备过程中随着弯曲度的改变，工作长度会变短，故需多次测量确定工作长度。对于 S 形根管，宜采用小号不锈钢器械或者机动镍钛通路锉建立根管通路。应选择低弹性模量的镍钛机动器械进行预备。根管冠部预敞去除牙本质阻力，减少根管弯曲度，使器械易于进入根尖，从而有效减少弯曲根管预备的并发症。应控制根管弯曲内侧壁牙本质的切削，尽量预备弯曲部的外侧壁，才能达到预防带状穿孔的目的。

14. E 根管治疗过程中，器械超出根尖孔或根充物超出根尖孔，均可以引起根尖周的炎症反应；若根管器械将细菌带出根尖孔，也可导致根尖周的感染。如在露髓处封亚砷酸时间过长或亚砷酸用于年轻恒牙，可引起药物性根尖周炎。在根管内放置腐蚀性药物如酚类和醛类制剂过多，也可引起药物性根尖周炎。窦道的存在并不是根管充填的绝对禁忌证。在初诊时通过根管预备和消毒处理，大多数窦道可愈合，此时可以完成根管充填。但是窦道仍未完全愈合时，只要符合上述条件，仍可

进行根管充填，充填后窦道通常会愈合。

15. A 患者年龄小，牙弓和咬合尚未完全成形，不适合采用永久修复，一般临时修复至成年后再行永久修复。该患者切断缺损 1/2，可行树脂美容修复。

16. C 牙周病不属于遗传性疾病，但在某些类型，如侵袭性牙周炎有时有家族聚集性。这些全身疾病包括：白细胞黏附缺陷症、先天性免疫缺陷病、低磷酸酯酶症、Down 综合征、掌跖角化 – 牙周破坏综合征、Chediak – Higashi 综合征、慢性中性粒细胞减少症，或周期性白细胞减少症。

17. B 根据患者上下前牙牙龈乳头增生呈结节状且有高血压病史 5 年并按医嘱服药，最可能诊断为药物性牙龈肥大。

18. C 根据题干给出的信息，"自发痛 3 天。有放射痛、夜间痛，温度刺激有激发痛，叩诊（＋）"，判断出患者有急性牙髓炎症状，再根据"患牙无明显龋损及其他牙体硬组织疾病，牙周袋深达根尖，松动Ⅱ度"，表明感染为牙周深袋内细菌引发的逆行性感染。

19. E 非牙源性颌骨内囊肿的主要表现是颌骨骨质的膨胀，相关牙齿的牙髓活力正常，X 线显示囊肿阴影在牙根之间，而不是在根尖部位。慢性根尖周炎的典型特征是患牙牙髓无活力，X 线显示患牙根尖周暗影，根尖周牙周膜不连续。

20. E 血管神经性水肿是一种急性局部反应型的黏膜皮肤水肿，又称巨型荨麻疹，是Ⅰ型超敏反应。可能由某些食物如鱼、虾、蟹、蛋类、奶类引起，药物、感染、情绪及物理因素等均可成为本病的诱发因素。

21. E 直接免疫荧光法检测多数天疱疮患者棘细胞间有 IgG、C3 的网状沉积，在此基础上建立的 ELISA 是一个简便、敏感、特异性高的诊断方法，黏膜主导型寻

常型天疱疮以抗 Dsg3 为主；Dsg3 和 Dsg1 均呈阳性反应可诊断为皮肤黏膜型寻常型天疱，仅对 Dsg1 呈阳性反应可诊断为落叶型天疱疮。

22. A 直接免疫荧光法：棘细胞间有免疫球蛋白和补体沉积。间接免疫荧光法：患者血清学检测存在抗棘细胞层的循环抗体。

23. D 8 岁患儿牙齿未替换，需要检查患儿口腔内恒牙胚数目及发育状况，应拍摄全口牙位曲面体层 X 线片。

24. A 该患儿诊断为 64 根尖周炎，牙根吸收超过 1/2 不能行根管治疗，根尖暗影已经累及恒牙胚，应尽早拔除减小对恒牙的影响；因患儿年龄较小，应制作间隙保持器利于恒牙萌出。

25. A 窝沟发生龋损的特点为首先在窝沟侧壁产生损害，最后扩散至基底。龋损并非沿着任意方向发展，龋损早期釉质表面仅有颜色的改变（脱矿），并无形态破坏。

二、多选题

26. ABD 二级预防又称临床前期预防，在疾病发生的早期阶段，做到早期发现、早期诊断和早期治疗。如定期口腔检查、预防性树脂充填、非创伤性充填、简单充填。

27. ACDE 中性多形核白细胞（PMN）是机体抵御细菌感染的第一道防线，在牙周的结缔组织、结合上皮、袋内壁上皮和牙周袋内均有大量的 PMN 以及其他防御细胞。因此，当 PMN 功能异常时，可能会导致牙周炎的发生。白细胞行使功能包括以下步骤，白细胞的贴壁及黏附于血管壁、移出血管壁并趋化至感染部位、识别并吞噬细菌、最后在细胞内将细菌杀死和消化。上述任何功能的削弱均会妨碍白细胞对菌斑微生物的抵抗，从而增加牙周炎的发生和严重程度。

28. ABDE 牙根进入上颌窦，首先拍 X 线片了解其所在的位置，其次选择合适的拔除方法：（1）翻瓣去骨法：如窦底黏膜已穿孔，勿将其扩大。如牙根已完全进入上颌窦，可试探在穿孔附近寻找。不可尽快设法从穿孔处掏根，需要根据具体穿孔的情况而选择不同的处理方案，如在窦底水平未找到牙根，可向上去除窦前壁骨板，前壁开窗要尽量小，直至找到牙根。拔牙术后应给予抗生素预防感染。（2）冲洗法：调整椅位，使上牙平面与地面平行。用无菌水或生理盐水冲洗。此法适用于牙根已完全入窦的情况。

29. ABCDE 正确地恢复形态与功能：①𬌗面形态的恢复应与患牙的固位形、抗力形，以及与邻牙和对颌牙的𬌗面形态相协调。②𬌗力方向应接近于牙的长轴，𬌗面尖嵴的斜度及𬌗面大小应有利于控制𬌗力，避免高尖陡坡。对于倾斜牙、错位牙，应注意调整冠修复体的长轴方向。③𬌗力的大小应与牙周支持组织相适应。④具有稳定而协调的𬌗关系。在正中𬌗位或是前伸、侧方𬌗等，都不能有早接触。

30. ACE 牙龈退缩是指牙龈缘向釉牙骨质界的根方退缩致使牙根暴露。造成牙龈退缩的原因有各个方面，常见的情况如下：①刷牙不当：使用过硬的牙刷、牙膏中摩擦剂的颗粒太粗、拉锯式的横刷法等。②不良修复体。③解剖因素。④正畸力与𬌗力。⑤牙周炎及牙周炎治疗后。Bass 法刷牙不会引起牙龈退缩。𬌗创伤是指因早接触、𬌗干扰过大的𬌗力或侧向力，所造成的神经、肌肉、颞颌关节等以及牙周组织的损伤。此外，𬌗创伤还指牙周组织在过大的𬌗力作用下发生的病理改变。创伤性𬌗力可成为牙周炎的促进因素。因此，𬌗创伤造成的是牙周组织的病理改变，不是牙龈退缩。

31. ADE 正常情况下，上、下颌前牙的关系应该是下颌中切牙的切缘咬于上颌切牙腭侧面的切 1/3 与中 1/3 交接处。上颌尖牙咬在下颌尖牙远中及第一前磨牙的近中，下颌尖牙咬触于上颌侧切牙与上尖牙之间。上颌第一恒磨牙的近中颊尖咬在下颌第一恒磨牙的近中颊沟内，上颌第一恒磨牙的近中舌尖咬在下颌第一恒磨牙的中央窝。除上颌第三磨牙和下颌中切牙与 1 个对𬌗牙接触外，其余上、下颌牙均与 2 个对𬌗牙相接触。上颌第二前磨牙的舌尖咬触于下颌第一恒磨牙的中央窝上，磨牙关系属于近中关系；上颌第一恒磨牙的远中颊尖咬触于下颌第一恒磨牙的颊沟上，磨牙关系属于远中关系。

32. AB 单颌牙弓夹板固定法：利用骨折段上的牙与颌骨上其余的稳固牙，借成品金属夹板将复位后的骨折段固定在正常的解剖位置上。此法最适用于牙折和牙槽突骨折，有时适用于移位不明显的下颌骨线性骨折和简单的上颌骨下份的非横断骨折。

33. ABCD 可摘局部义齿的基托作用包括：①附着人工牙。②传导和分散𬌗力。③将义齿的各个部分连接成一个功能整体。④修复缺损的牙槽嵴硬组织和软组织，恢复外形和美观。⑤加强义齿的固位和稳定，有间接固位作用。

34. ACD 菌斑控制的方法有：①教育并指导患者自我控制菌斑的方法，如建立正确的刷牙方法和习惯，使用牙线、牙签、间隙刷等辅助工具保持口腔卫生等。②施行洁治术、根面平整术以消除龈上和龈下菌斑、牙石。③可在刮治后进行袋内冲洗并置入抗菌药物，并给予漱口液。切龈术是牙周手术治疗的方法，牙周夹板也是手术中的用品，所以不属于控制菌斑的

方法。

35. ACD 牙周膜含有丰富的血管，主要有三方面来源：①来自牙龈的血管；②上、下牙槽动脉分支进入牙槽骨，再通过筛状板进入牙周膜；③上、下牙槽动脉进入根尖孔前的分支。牙髓的血管来自牙槽动脉的分支，经根尖孔进入牙髓后称为牙髓动脉，沿牙髓中轴前进，途中分出小支，最后在成牙本质细胞层下方形成一稠密的毛细血管丛。然后，毛细血管后静脉汇成牙髓静脉与牙髓动脉伴行，出根尖孔转为牙槽静脉。

36. ACDE 由于口腔颌面部血运丰富，组织再生能力强，即使在伤后 24～48 小时以内，均可在清创后严密缝合。对已发生明显感染的创口不应做初期缝合，可采取局部湿敷，待感染控制后再行处理。彻底清创后尽可能保留颌面部组织；面部皮肤的缝合要用小针细线，创缘要对位平整，缝合后创缘要略外翻。尤其在唇、鼻、眼睑等部位，更要细致地缝合。如有组织缺损、移位或因水肿、感染，清创后不能做严密缝合时，可先定向拉拢缝合，使组织尽可能恢复或接近正常位置，待感染控制和消肿后再做进一步缝合。

37. BCDE 由于治疗水平的提高和器械设备的更新，根管治疗已不存在绝对的禁忌证。以下情况属于根管治疗术的非适应证：①牙周和（或）牙体严重缺损而无法保存的患牙。②患有较为严重的全身系统性疾病，一般情况差，无法耐受治疗过程。③张口受限，无法实施操作。严重的心血管疾病患者的牙髓病急诊，应与心血管专家会诊后处理。近 6 个月内患有心肌梗死的患者不适合做根管治疗。

38. ACD 根尖手术最关键的环节在于对根端的处理，包括根尖切除、根尖倒预备和根尖倒充填等步骤，根尖切除是根

端处理的基础，显微根尖手术要求根尖切除3mm，切除斜面与牙根长轴的角度不大于10°，倒预备深度至少为3mm。MTA具有良好的生物相容性和根尖封闭性能，能有效诱导根尖周软、硬组织的再生，是根尖倒充填的首选材料。

39. ADE 2018年牙周病新分类，牙周炎分期Ⅲ期的指标为：①临床附着丧失≥5mm；②放射学骨丧失延伸至根中1/3区及以上；③因牙周炎失牙≤4颗；④最大探诊深度≥6mm，垂直骨吸收≥3mm，根分叉病变Ⅱ度或Ⅲ度，中度牙槽嵴缺损。

40. ABCDE 种植体植入后的软、硬组织缺陷病因及相关因素：颌骨本身存在的结构缺陷（骨开裂和骨开窗）；种植体植入的位置欠佳；种植体周炎；过重负载；种植体周围软组织的厚度；影响骨形成及代谢的全身性疾病等。

41. BDE 口腔黏膜下纤维性变即为口腔黏膜下纤维化（OSF），是一种慢性进行性具有癌变倾向的口腔黏膜疾病。临床上常表现为口干、灼痛、进食刺激性食物疼痛、进行性张口受限、吞咽困难等症状。病理检查胶原纤维变性，上皮萎缩或增生，上皮层出现细胞空泡变性。致病因素包括：①咀嚼槟榔是OSF主要的致病因素。②免疫因素。③刺激性因素，如进食辣椒、吸烟、饮酒等可以加重黏膜下纤维化。④营养因素。⑤遗传因素。⑥部分患者存在微循环障碍及血液流变学异常等。治疗首先应去除致病因素。

42. ABDE 乳牙外伤发生高峰期为1~2岁。近年也有学者报道，2~4岁儿童乳牙外伤有增加趋势。由于乳牙牙槽骨较薄，具有弹性，上颌乳切牙牙根向唇侧倾斜，乳牙牙根未发育完成或存在生理性吸收、牙根较短等原因，乳牙外伤造成牙齿移位较常见，特别是刚刚萌出的乳牙，主

要表现为嵌入、脱出、唇舌向移位及不完全脱出等。

43. CDE 乳牙的根管充填材料仅采用可吸收的、不影响继承恒牙胚发育及乳恒牙替换的糊剂。常用的乳牙根管充填材料有氧化锌-丁香油糊剂、氢氧化钙制剂、碘仿制剂、氢氧化钙碘仿混合制剂等。Vitapex是氢氧化钙制剂的一种类型，在临床上使用广泛。三氧化矿物聚合体（MTA）主要成分为硅酸三钙、硅酸二钙等，iRoot SP主要成分为硅酸钙、硫酸钙、氧化锆等，二者生物相容性好，多用于活髓保存、根端封闭和穿孔修复等治疗，但是不能被吸收。根充糊剂和牙胶尖是恒牙的永久性根充材料，不能被吸收，影响乳恒牙替换。

44. ABD 外伤露髓后相当长的时间内都可以尝试使用牙髓切断术，牙髓坏死后亦可以行牙髓血运重建术来治疗患牙。

45. ABCD 本题考查局部用氟的使用方法。低浓度（0.05%）含氟漱口水可由个人直接使用；含氟涂料、高浓度（1.23%）含氟凝胶及含氟泡沫、氟化氨银等应经过培训的专业人员实施，属于专业用氟。

三、共用题干单选题

46. A 急性牙髓炎的临床表现：①自发性、阵发性的剧烈疼痛：初期持续时间短，晚期持续时间长。炎症牙髓出现化脓时，患者可主诉有搏动性跳痛。②夜间痛，或夜间疼痛较白天剧烈。③温度刺激加剧疼痛：若患牙正处于疼痛发作期内，温度刺激可使疼痛加剧。如果牙髓已有化脓或部分坏死，患牙可表现为"热痛冷缓解"。④疼痛不能自行定位：疼痛呈放射性或牵涉性，常沿三叉神经第2支或第3支分布区域放射至患牙同侧的上、下颌牙或头、颞、面部，但这种放射痛不会发生在患牙的对侧区域。该患者的临床检查及自觉症

状符合以上临床表现，故考虑诊断为急性牙髓炎。

47. B 急性牙髓炎的诊断依据：①典型的疼痛症状。②患牙可找到引起牙髓病变的牙体损害或其他病因。③牙髓温度测验结果可帮助定位患牙，对患牙的确定是诊断急性牙髓炎的关键。

48. A 急性牙髓炎应急处理的目的是引流炎症渗出物和缓解因之而形成的髓腔高压，以减轻剧痛。在局部麻醉下摘除牙髓或者放置失活剂，去除全部或大部分牙髓后放置一无菌小棉球后暂封髓腔，患牙的疼痛随即缓解。

49. D 若前牙缺失，牙槽嵴丰满，唇侧有较大的倒凹时，应将模型向后倾斜，以减少牙槽嵴的唇侧倒凹。

50. B 第四类牙列缺损为牙弓前部牙齿跨中线连续缺失，天然牙在缺隙的远中。常选择双侧前磨牙设置固位间隙卡环，卡环可以是弯制的，也可以是铸造的。该患者 1|1 缺失，属于肯氏分类第四类，所以固位体选择间隙卡环。

51. C 隙卡沟的预备：铸造卡环的间隙一般不少于1.5mm；弯制卡环的间隙一般为1mm，要注意侧方殆时，隙卡沟是否足够。沟底要与卡环丝的圆形一致而不是楔形，以免使相邻两牙遭受侧向挤压力而移位，颊舌外展隙的转角处应圆钝，以利卡环的弯制。

52. D 肯氏第一类牙列缺损为牙弓双侧后牙游离端缺失；第二类牙列缺损为牙弓单侧后牙游离端缺失；第三类牙列缺损为牙弓一侧后牙缺失，缺牙间隙两端均有天然牙存在；第四类牙列缺损为牙弓前部牙齿跨中线连续缺失，天然牙在缺隙的远中。该患者缺失 1|1，跨过中线，所以属于肯氏分类第四类。

53. B 根据46近中邻面呈深褐色改变，探针可探入洞内，冷刺激进入洞内一过性敏感，X线片显示低密度透射影达牙本质浅层，可诊断为中龋。

54. E ABCD选项均为非手术治疗，而46已有实质性损害，只能采用充填治疗。

55. D 浸润治疗适用于X线片显示龋损深度局限在牙本质外1/3层以内的早期邻面龋。

56. B 根据题干牙髓电活力测验（-），X线片示根尖有圆形透射影区，边界清楚，有一圈由致密骨组成的阻射白线围绕，符合根尖周囊肿的特点。

57. E 原则上，根管治疗后不出现临床症状或原有临床症状完全消失，就可以考虑永久修复。对于有明显根尖周骨组织病损的病例，最好等根尖病变完全或基本愈合再行永久修复。对于存在较大根尖周病变者，需要观察一定时间以确定疗效，待病变有明显的愈合，再考虑永久性修复。如果牙周情况较差，应首先进行牙周治疗，同时加强对患者牙科保健的指导与监督，待牙周情况改善后再修复。

58. B 本病例仅有髓腔入路的预备洞形，没有对舌隆突过多的破坏，前牙根管治疗后牙劈裂、折断的危险性相对最小，可以采用光固化复合树脂直接粘接修复，因为牙体有变色，可先行髓腔内脱色，再进行复合树脂充填。

59. E 金刚砂车针、涡轮车针只能用于电动手机，镰形探针、挖匙没有扩大洞型的作用，挖匙只能去除软化的牙体组织。只有锄形器可以切割釉质，扩大洞口。

60. A 用处理剂清洁窝洞以促进玻璃离子材料与牙面的化学性粘结。处理剂一般为弱聚丙烯酸（10%）。用小棉球或小海棉球蘸1滴涂抹全部窝洞10秒，立即冲洗2次。

61. A 玻璃离子粉和液混合与调拌：按粉液比例，将粉先放在调拌纸或调拌盘上，分为两等份，将液体瓶水平放置片刻使空气进入瓶底，然后竖直将 1 滴液体滴到调拌纸上。使用调拌刀将粉与液体混合而不要使其到处扩散。当一半粉剂湿润后，再混合另一半粉。调拌应在 20～30 秒内完成，然后尽快将调拌好的材料放入要充填的洞内。

62. C 单面洞注意工作环境保持干燥，用棉球擦干龋洞，调拌好玻璃离子后用雕刻刀钝端将其放入备好的洞内，用挖匙凸面压紧玻璃离子。注意避免空气气泡，充填材料稍高于牙面，并将余下的点隙窝沟一并充填。在充填材料失去光泽之前，将戴手套的手指涂少许凡士林放在其上向龋洞内紧压，使玻璃离子进入龋洞内，当材料不再有黏性后再移开手指（约 30 秒）。

63. B Ⅱ度根分叉病变经过牙周基础治疗，包括口腔卫生指导、洁治、刮治和根面平整等，将牙周感染控制之后，才能进行 GTR 术。该患者是中度牙周炎，需要行牙周序列治疗，在基础治疗后 2～3 个月对患者进行复查，对牙周状况进行再评估，包括全面的牙周检查及必要的 X 线复查，判断是否需要牙周手术治疗及采用何种手术方法。

64. C 牙周手术适应证：①经牙周基础治疗不能彻底去除牙根面刺激物，或牙周袋深度≥5mm 且探诊出血或溢脓者。②存在与牙根形态相关的病损，如后牙根分叉病变达Ⅱ度或Ⅲ度者，通过手术暴露根分叉区进行彻底清创，或进行引导组织再生术，或进行截根、分根、牙半切术等。引导组织再生术的适应证为根分叉病变Ⅱ度，但需有足够的牙龈高度，以便能完全覆盖术区。尤以下颌牙的Ⅱ度根分叉病变效果好。

65. D GTR 对Ⅲ度根分叉病变的治疗效果不能确定；应根据 Hamp 分度进行临床决策；GTR 采用可吸收膜不需要二次手术取出屏障膜，但由于植入材料不能 100% 转化为自身骨组织，往往会形成残留的骨内袋缺损区域，需要二次手术进行牙槽骨修整以达到完全消除病损的目的。

四、案例分析题

66. AB 根据口腔检查，右下 6 牙周袋深 9mm，松动Ⅱ度，可判断其为慢性牙周炎，也可为由根尖引起的逆行性牙髓炎。

67. ABCEF 为确诊该患牙，应拍摄 X 线片检查根尖牙髓情况，并对其进行牙髓（冷、热、活力）测试，判断其是否为隐裂引起的牙痛（染色法检查），并检查牙体有无缺损、龋坏。

68. AD 有牙周－牙髓联合病变时，应尽量找出原发病变，积极地处理牙周、牙髓两方面的病灶，彻底消除感染源。牙髓根尖周的病损经彻底、正规的根管治疗后大多预后较好；而牙周病损疗效的预测性不如牙髓病。因此，牙周－牙髓联合病变的预后在很大程度上取决于牙周病损的预后。只要牙周破坏不太严重，牙松动不显著，治疗并保留患牙的机率则较大。若牙髓活力正常，则该牙为慢性牙周炎，应先进行牙周治疗。若为牙髓病变引起的牙周－牙髓联合病变，该患牙应进行牙髓治疗以及牙周治疗。该患牙若为逆行性牙髓炎，则应先根管治疗，再进行牙周治疗。

69. AB 首先应进行牙髓温度测验，以检查牙髓情况。根据口腔检查可知，右下 6 𬌗面透黑，可判断有龋坏形成，应拍摄 X 线片，观察龋坏范围。

70. A 患牙仅表现为冷、热测试一过性疼痛，可判断该患牙是可复性牙髓炎。

不可复性牙髓炎一般有自发痛病史，温度刺激引起的疼痛反应程度重，持续时间长，有时可出现轻度叩痛。深龋为当冷、热刺激进入深龋洞内才出现疼痛反应，刺激去除后症状不持续。浅龋位于牙釉质内，患者一般无主观症状，遭受外界的物理和化学刺激如冷、热、酸、甜刺激时亦无明显反应。

71. B 直接盖髓术是将具有保护治疗作用的药物覆盖于牙髓暴露处，防止或消除感染，保护已暴露牙髓组织并促进自身修复以保存活髓的方法。多用于外伤性及机械性露髓。间接盖髓术的适应证：①深龋、外伤等造成近髓的患牙；②深龋引起的可复性牙髓炎，牙髓活力正常，X线片显示根尖周组织健康的恒牙；③无明显自发痛，去净腐质后未见穿髓，但难以判断为慢性牙髓炎或可复性牙髓炎时，可采用间接盖髓术作为诊断性治疗。由于患牙龋损近髓，牙本质再生能力较强，牙根并未完全发育，故应行间接盖髓术，保存活髓组织，促进牙根的生理性发育。

72. ABCDEF 间接盖髓术的步骤：常规消毒，局部麻醉，隔湿，备洞。备洞过程中应注意冷却，避免过程中产热刺激牙髓，引起不必要的疼痛。可保留少量近髓的软龋。避免用气枪强力吹干窝洞，以免造成牙组织过于干燥，刺激牙髓。充填时应严密，避免发生微渗漏。

73. DH 残髓炎属于慢性牙髓炎，诊断要点包括：牙髓治疗史、有牙髓炎症状、强温度测试有疼痛或感觉、叩诊疼痛或不适、根管探查疼痛、完善处理后症状消失。残髓炎一般无急性牙髓炎的"夜间痛""疼痛不能自行定位"的特点。

74. F 因患牙具有治疗史，为进一步分析疼痛原因，下一步应进行的主要检查是 X 线检查。

75. AB 残髓炎是由于根管预备不足，残留了少量炎症根髓或多根牙遗漏了未做处理的根管。结合题干患牙曾行根管治疗，但治疗后出现冷、热测迟缓痛，可考虑有残留牙髓或有遗漏根管，故可诊断为残髓炎。

76. FG 根据疼痛特征，考虑为非牙源性疼痛，非典型性面痛（非典型性牙痛、灼口综合征）的可能性较大。急性上颌窦炎引起的牙痛通常为多颗牙疼痛。

77. BEFG 在窝洞制备过程中应尽量保护牙髓组织，提倡间断操作，使用锋利器械并用水冷却。深龋情况下不要直接用气枪喷吹，而应随时用温热水冲洗窝洞，棉球拭干，避免刺激牙神经，引起不可复性牙髓炎。

78. BCEG 间接盖髓术是指将盖髓剂覆盖在接近牙髓的牙本质上，以保存牙髓活力的方法，主要用于治疗无牙髓病变或根尖周病变的深龋。氢氧化钙等盖髓剂作为温和刺激物或诱导剂，可维持局部的碱性环境，有利于成牙本质细胞样细胞的分化，形成修复性牙本质。磷酸锌水门汀刺激性太强；EDTA 是钙螯合剂，主要用于根管的化学预备；碘仿糊剂主要用作根管充填时的封闭剂。

79. C 对窝洞消毒药物的理想要求是：①消毒力强，足以杀灭细菌；②刺激性小，不损伤深层牙髓活力；③渗透力小，不向深层组织侵袭；④不使牙体组织变色。常用乙醇或酚类药物。当采用复合树脂充填时，不宜采用酚类消毒剂，以免影响树脂聚合。窝洞消毒药物有75%乙醇、木馏油、25%麝香草酚液。选用树脂材料充填时应用75%乙醇消毒。

80. ABDEFG 采用树脂充填修复时，窝洞的主要抗力形和其基本特征为洞深、盒状洞型、阶梯的预备、窝洞的外形、去除无基釉和薄壁弱尖的处理。

81. ACF 用于浸润治疗的试剂由酸蚀剂（15% HCl）、干燥剂（乙醇）和浸润树脂3部分组成，对于光滑面和邻面分别有不同的专用装置。

82. DE 浸润治疗主要应用于早期釉质龋，且病损范围局限于釉质表层至牙本质浅层1/3的邻面与光滑面。尤其对正畸过程中发生脱矿形成的白垩色斑块有较明显的效果。浸润治疗的禁忌证：已经形成的龋洞；对材料过敏者；患牙存在牙髓疾病或者临床症状明显的龋病。

83. ABCDE 浸润治疗的步骤为：①清洁牙面：用橡皮杯或小毛刷蘸适量摩擦剂或牙膏清洁患牙和邻牙。②术区隔湿：用橡皮障，隔离唾液，干燥患区牙面。③患牙隔离：对于邻面早期龋的患牙，需用楔子将患牙和邻牙分离以利于操作。④酸蚀：用专用装置在患龋牙面涂布酸蚀剂，静置120秒。⑤冲洗和干燥：高压水冲洗30秒，用洁净空气吹干。涂布干燥剂30秒，再用洁净空气吹干。治疗前牙白垩斑时，若用干燥剂润湿牙面后仍呈白垩色外观，需重复酸蚀1~2次。⑥涂布浸润树脂：用专用装置涂布浸润树脂，等待3分钟。用棉卷或牙线去除表面多余材料；光固化至少40秒，注意邻面龋需从不同角度光照。再次涂布浸润树脂：用专用装置涂布浸润树脂，等待1分钟，去除表面多余材料；光固化至少40秒。⑦检查和抛光：用探针仔细探查，必要时可用橡皮杯或邻面抛光条进行表面抛光。

84. C 酸蚀时，表面脱矿形成的白垩斑已有一段时间，如正畸患者去除托槽后的2个月内未及时治疗白垩斑，应进行2次酸蚀处理；如果在干燥剂涂布处理后白垩斑依旧可见，建议进行第3次酸蚀；酸蚀剂进行处理总计不得超过3次。

85. B 患者有自发痛、夜间痛、冷刺激痛病史。结合口内检查，36牙体完整，松动Ⅱ度，PD = 6mm，根分叉牙槽骨水平缺损大于3mm，冷诊激发痛，考虑36逆行性牙髓炎引起患者疼痛的可能性最高。

86. AF 主诉牙36临床检查牙体完整，根分叉可探入，可能出现的影像学表现为牙槽骨水平吸收至根中1/3，伴有根分叉区牙槽骨低密度影。C选项为慢性根尖周炎的影像学表现；D选项为牙周-牙髓联合病变的特征性影像学表现；E选项为根管内吸收、牙根纵裂等可能出现的影像学表现。

87. ABD 结合主诉牙解剖学特点，下颌磨牙开髓的正确位置应选择在中央窝偏颊侧约1mm处；就近远中径而言，应选择在近远中径中点偏近中，近中壁和远中壁均应斜向近中；洞形呈方形，基本在牙冠面的近中区内。

88. D 关于疗效评估观察时间，世界卫生组织（WHO）规定的观察期为术后2年。从软组织、骨组织的愈合过程中可能存在潜伏感染的再发作角度出发，这个观察时间是科学的。1年以内的疗效只能作为初步观察，难以定论；2~3年或更长时间的观察则比较准确。

89. A 患者临床表现符合菌斑性龈炎的诊断，而不符合妊娠期龈炎、坏死性龈炎以及白血病的牙龈病损的诊断；没有附着丧失，因此可排除慢性牙周炎和侵袭性牙周炎的诊断。

90. AF 菌斑性龈炎的治疗原则为去除病因和防止复发，在去除病因治疗中，通过洁治术彻底清除菌斑和牙石。该患者没有合并全身疾病，因此不应全身使用抗生素。该患者没有牙周袋，不需用龈下刮治术、根面平整以及袋壁搔刮等方法治疗。口腔卫生指导是预防和治疗牙周病的重要措施。

91. B 妊娠期龈炎指妇女在妊娠期间，由于女性激素水平升高，原有的牙龈慢性炎症加重，使牙龈肿胀或形成龈瘤样的改变。结合题干患者再次就诊处于妊娠期，且临床症状加重，故应诊断为妊娠期龈炎。

92. ABCD 妊娠期龈炎治疗原则与慢性龈炎相似。但应注意尽量避免全身用药治疗，以免影响胎儿发育。①去除一切局部刺激因素，如菌斑、牙石、不良修复体等。由于牙龈易出血和患者处于妊娠期，故操作时应特别仔细，动作要轻柔，尽量减少出血和疼痛。②进行认真细致的口腔卫生教育，在去除局部刺激因素后，患者一定要认真地做好菌斑控制和必要的维护治疗，严格控制菌斑。③对于较严重的患者，如牙龈炎症肥大明显、龈袋有溢脓时，可用生理盐水冲洗，也可使用刺激性小、不影响胎儿生长发育的含漱液，如1%过氧化氢液。④手术治疗，经上述治疗后牙龈的炎症和肥大能明显减退或消失。对一些体积较大的妊娠期龈瘤，若已妨碍进食，则可在彻底清除局部刺激因素后考虑手术切除。手术时机应尽量选择在妊娠期的4～6个月，以免引起流产或早产。术中应避免流血过多，术后应严格控制菌斑，以防复发。

93. F 拍摄根尖片可以了解主诉牙龋坏深度、牙根发育情况及根尖周组织情况；CBCT虽然也可清楚获取上述信息，但辐射量相对较大，费用较高，对于该病例没有必要；拍摄头颅定位侧位片进行头影测量，常用于正畸病例；牙髓活力测验对于牙根未发育完成的年轻恒牙慎用，其阈值高，甚至最大刺激时也可能没反应；龋活跃性检测是指一定时间内新龋的发生和龋进行性发展速度的总和，也就是患龋的易感性和倾向性。

94. D 患牙有大面积龋坏且叩痛明显，松动Ⅱ度，牙龈肿胀，是急性根尖周炎的临床表现。面部肿胀且可触及波动感，说明已经发生间隙感染。

95. DEF 急性根尖周炎的患儿，应先应急处理，即建立髓腔引流，使炎性渗出物或脓液通过根管引流。患儿牙龈脓肿已经形成，应对脓肿进行切开引流。面部肿胀伴有发热应进行全身抗炎治疗。

96. AB 乳牙根尖周炎，若根尖周状态较佳，可采用根管治疗术。若根尖周状态不佳，应拔除后佩戴间隙保持器。

97. AB 种植体置入前患者必须满足：①牙周炎症彻底消除。②患者能够保持良好的口腔卫生。③拔牙后3个月左右牙槽骨修复重建完成，一般情况下种植时机为拔牙3个月以后。口腔其他部位有深牙周袋的牙周致病菌易在种植体周围定植，从而造成种植体周围感染。因此，牙周炎患者的牙周感染在种植治疗之前必须控制，包括完善的牙周基础治疗及必要的牙周手术治疗。④目前尚无公认的种植前牙周感染控制的标准。最近的研究发现，种植前预留牙牙周袋深度 PD >5mm 的牙周袋会显著增加种植体周围炎的风险。一般认为，牙周炎患者在接受种植前需达到菌斑指数 <20%，且全口 BOP < 25%，余留牙 PD≤3mm 或≤5mm。

98. ABCDF 采用根尖片、全口牙位曲面体层 X 线片、锥形束 CT 检查，评价缺牙区牙槽骨量、密度、位置等，并确定邻近重要的解剖结构，以确定牙槽骨骨量是否足以放置种植体，并有助于种植计划的制定。观察邻牙是否有根尖周炎症，避免发生逆行性种植体周炎。排除 E 选项并不是因为种植前不需要关注下牙槽神经的走行，而是因为案例题干中患牙为 16 牙。

99. ABCEF 牙周炎患者常伴有颊舌向（唇腭向）骨量不足和垂直向骨量不足，使种植治疗更加复杂，主要可通过以下骨增量手术进行种植前处理：①引导骨再生手术；②上颌窦底提升术；③下牙槽神经解剖移位术。还有骨劈开、牙槽嵴扩张术、垂直牵张成骨术、外置式植骨术、短种植体等。此题患者骨量不足的牙位为16，不可采用下牙槽神经解剖移位术。

100. ABE 种植体的维护程序大致与天然牙相同，但需注意以下几点：①患者在清洁天然牙的同时，应确保种植体的菌斑控制。②种植体的清洁必须使用特殊的器械，如塑料的工作尖或特殊处理的镀金的刮治器。不得使用普通的金属刮治器，否则会损伤种植体的表面。③抛光时应采用蘸上浮石粉、二氧化锡或种植体专用的抛光膏的橡皮杯，在基台的表面用轻柔的、间断的压力抛光。④抗菌漱口水不得含有酸性的氟化物，否则会损伤钛金属的表面。

全真模拟试卷（四）答案解析

一、单选题

1. A 两者都有剧烈自发性疼痛和咬合痛，但疼痛的性质不同。牙髓炎多为阵发性疼痛，放射痛不能定位，冷、热刺激引起疼痛或使疼痛加重，咬合痛很轻；温度测试可诱发疼痛，除去刺激物，疼痛仍可持续一段时间，叩诊仅有不适感或轻微痛。而急性根尖周炎为自发性持续性剧烈疼痛，患牙有浮起感，不敢咬合，患者能明确指出患牙部位，患牙叩诊时疼痛明显，可有轻度松动；牙髓温度测验及电活力测验均无反应。

2. B 急性根尖周炎的应急处理是在局部麻醉下开通髓腔，穿通根尖孔，建立引流通道，使根尖渗出物及脓液通过根管得到引流，以缓解根尖部的压力，解除疼痛。

3. A 即刻再植、及早就诊，尽可能早地将脱位牙植入牙槽窝，重建牙周膜细胞的生理环境，可以大大提高牙周膜细胞的存活率，牙再植距离外伤的时间越短，成功率越高。

4. E 根据牙内陷的深浅程度及其形态变异，临床上可分为畸形舌侧窝、畸形根面沟、畸形舌侧尖和牙中牙。

5. D 牙隐裂的临床表现是隐裂位置皆与𬌗面某些窝沟的位置重叠并向一侧或两侧边缘嵴延伸。隐裂牙发生于上颌磨牙最多，其次是下颌磨牙和上颌前磨牙。上颌磨牙隐裂常与𬌗面近中舌沟重叠，下颌磨牙隐裂线常与𬌗面近远中发育沟重叠，并越过边缘嵴到达邻面。但亦有与𬌗面颊舌沟重叠的颊舌隐裂，前磨牙隐裂常呈近

远中向。表浅的隐裂常无明显症状，较深时则遇冷热刺激敏感，或有咬合不适感。深的隐裂因已达牙本质深层，多有慢性牙髓炎症状，有时也可急性发作，并出现定点性咀嚼剧痛。

6. B 对尖而长的畸形中央尖应少量多次调磨，或一次磨除，制备洞型盖髓处理。

7. A 牙本质过敏症的主要表现为刺激痛，当刷牙，吃硬物，酸、甜、冷、热等刺激时均可发生酸痛，尤其对机械刺激最敏感。探诊是临床检查牙敏感症最常用的方法之一。

8. B 釉质发育不全重症表现：牙面有实质性缺损，即在釉质表面出现带状或窝状的棕色凹陷。①带状（横沟状）缺陷：在同一时期釉质形成全面遭受障碍时，可在牙面上形成带状缺陷。带的宽窄可以反映障碍时间的长短，如果障碍反复发生，就会有数条并列的带状凹陷出现。②窝状缺陷：由于成釉细胞成组地破坏，而其邻近的细胞继续生存并形成釉质所致。严重者牙面呈蜂窝状。

9. C X线片提示16根管钙化，临床常使用 EDTA 凝胶作为根管润滑剂，以利疏通钙化根管。用 EDTA 液与次氯酸钠冲洗根管，可将玷污层内的有机成分与无机成分有效去除。

10. D 主诉牙自发性疼痛，叩痛（＋），冷诊出现持续性疼痛，为慢性牙髓炎的症状，X线片显示曾接受根管治疗，去除根充物探查根管有疼痛感觉，即可确诊为残髓炎。

11. E 牙周炎的主要症状是牙龈的炎症和出血、牙周袋的形成、牙槽骨吸收、牙松动和移位。无论是哪种类型的牙周炎都会有上述主诉症状。夜间自发性疼痛多为急性牙髓炎的表现。

12. C 由于丁香油能阻止复合树脂的聚合，故不宜用氧化锌－丁香油水门汀垫底。深窝洞的复合树脂充填前，可选用合适的玻璃离子水门汀垫底，利用其良好的粘结性、持续性释放氟离子的优点，既可避免复合树脂材料对牙髓的刺激性，又降低了树脂固化时的聚合收缩及其导致的微渗漏。既弥补了单独使用玻璃离子充填材料在强度和抗压等机械性能方面不如复合树脂的缺点，又发挥和增强了复合树脂材料抗压和美观的优点。

13. B 逆行性牙髓炎的感染来源于深牙周袋中的细菌通过根尖孔或侧支根管进入牙髓，引发牙髓感染。这种由牙周途径导致的牙髓感染称为逆行性感染，所引起的牙髓炎称为逆行性牙髓炎。故常伴有严重的牙周病。

14. E 牙周炎患者正畸治疗的特殊性适应证：①前牙深覆𬌗者。②前牙病理性扇形移位、过长、扭曲及出现间隙者。③排齐拥挤错位的牙，建立良好的咬合关系和重要的咬合标志或调整修复基牙的位置。④后牙缺失未及时修复，邻牙向缺牙间隙倾斜（一般向近中），形成深的骨下袋。⑤前牙折断达龈下时，可用正畸方法将牙根牵引萌出，以延长临床牙冠，利于修复。禁忌证：①未经治疗的牙周炎。②牙周炎经治疗后炎症仍存在、菌斑未控制、病情仍处于活动阶段的患者。③牙槽骨吸收已超过根长1/2的患牙。这不是绝对的禁忌证，但要慎重选择做正畸治疗。

15. D 表现为牙龈增生的疾病有增生性龈炎、药物性牙龈增生和牙龈纤维瘤病，

应询问与牙龈增生相关的系统性疾病及用药史，常见的引起药物性牙龈增生的药物包括治疗高血压的钙通道阻滞剂。

16. E 药物过敏性口炎与疱疹性龈口炎的鉴别要点：①前者多有用药史，后者多有感冒、发热史。②前者口内病损面积较大，形状不规则，但较少累及牙龈；后者病损为成簇的小水疱，破溃后融合形成大小不等的溃疡，多伴牙龈红肿。③前者皮损多累及四肢、躯干等，后者仅累及口周皮肤。④前者复发与再用药有关，后者复发多与机体抵抗力下降有关。

17. C 本病例无皮肤病损，但多形红斑伴有特征性皮肤"靶形红斑"。因患者口服药物治疗，在口内黏膜停留时间较短，可能不足以引发过敏性接触性口炎；过敏性接触性口炎超敏反应的发生时间一般较迟缓，多在接触致敏物质后7～10天才出现病理反应，故称迟发型超敏反应，再次接触致敏物质后潜伏期可缩短至48～72小时。天疱疮是一种累及皮肤－黏膜的严重的慢性自身免疫性大疱性疾病，以慢性迁延的皮肤－黏膜松弛性薄壁大疱为特点。糜烂型口腔扁平苔藓多为白色病损伴充血、糜烂、溃疡。药物过敏性口炎初次用药后要经过一定时间的潜伏期（4～20天）才会发生超敏反应，但如果反复发作，潜伏期会逐渐缩短，甚至数小时、数分钟后即可发病。因为本病例发病急，且有服用中药史，因此最可能的诊断为药物过敏性口炎。

18. E 良性黏膜类天疱疮口腔病损易累及牙龈，表现为剥脱性龈炎样损害，龈缘及近附着龈处弥散性红斑，其上可形成水疱，疱液清亮或有血疱，疱壁较厚但易破，疱破后可见白色或灰白色疱壁，疱壁去除后为一基底光滑的红色糜烂面。Nikolsky征及探针试验均为阴性。皮肤病损主

要累及面部皮肤及头皮；胸、腹、腋下及四肢屈侧皮损也可发生，病损主要表现为红斑和张力性水疱，疱壁厚而紧张，不易破溃，疱破溃后可形成糜烂、结痂，愈合后形成瘢痕和色素沉着。

19. C 盘状红斑狼疮唇部呈凹陷性红斑伴糜烂结痂，唇内侧可见放射短白纹，唇红与皮肤交界不清晰。

20. B 艾滋病的全称为获得性免疫缺陷综合征（AIDS），在受到人类免疫缺陷病毒（HIV）感染后，血清可以呈现对HIV的抗体阳性。口腔念珠菌病是HIV感染者最常见的口腔损害，且常在感染早期出现，是免疫抑制的早期征象。

21. C Peutz-Jeghers 综合征又名色素沉着息肉综合征，可见消化道多发性错构瘤性息肉，息肉多见于小肠；约50%的患者在20岁以前出现腹痛、反复发作的肠套叠和胃肠道出血；唇红、口周皮肤和颊黏膜可见损害为茶褐色的圆形、椭圆形或不规则的斑块，胰腺、肝、肺、生殖系统和其他器官发生恶性肿瘤的风险增加。本病息肉较为广泛，很难通过手术治疗根治。

22. E 先天性梅毒牙又称哈钦森牙，其诊断要点为双亲有梅毒史；患者本人梅毒血清试验阳性；恒中切牙、第一恒磨牙形态结构异常；有的患者有听力和视力障碍等。

23. B 儿童的含牙囊肿是颌骨牙源性囊肿的一种，又称滤泡囊肿。多发生于恒牙萌出之前。此时恒牙的牙冠已完全形成，因在缩余釉上皮和牙冠之间有液体渗出而形成囊肿。乳牙的含牙囊肿很少见。部分含牙囊肿治疗需要手术摘除，一般采取刮治。正在萌出的恒牙含牙囊肿，多采用开窗法，如果是多生牙的含牙囊肿，则可进行手术，连同囊内牙一并摘除。手术治疗后很少复发，预后较好，极少数情况下可

发展为成釉细胞瘤。

24. E 当患牙达到下列条件时可进行根管充填：①已经过严格的根管预备和消毒：根管被制备成良好的形态且根管内的感染物质已被彻底清理是根管充填的基本条件。②患牙无疼痛或其他不适，患牙有明显叩痛或其他不适，通常提示炎症或感染的存在。在炎症或感染未控制时进行充填，可导致术后症状加重，增加治疗失败的风险。③暂封材料完整：暂封材料的破损或移位常常意味着根管再次受到污染。④根管无异味、无明显渗出物：干燥的根管有利于根管充填材料与根管壁的紧密粘接。如果根管内存在渗出物，则提示根尖周组织处于急性炎症期或有根尖周囊肿。根管内异味或恶臭提示根管或根尖周处于较严重的感染状态。⑤根管充填必须在严格隔湿条件下进行：严格隔湿对于根管治疗非常重要，可以减少口腔微生物进入根管。窦道的存在并不是根管充填的绝对禁忌证。在初诊时通过根管预备和消毒处理，大多数窦道可愈合，此时可以完成根管充填。但是当窦道仍未完全愈合时，只要符合上述条件，仍可进行根管充填。细菌培养在实际中比较烦琐，临床上不以此为根管充填时机的标准。

25. D 结合病史及临床表现应考虑为寻常型天疱疮。寻常型天疱疮是一种累及皮肤-黏膜甚至危及生命的严重的慢性自身免疫性大疱性疾病，以慢性迁延的皮肤-黏膜松弛性薄壁大疱为特点。口腔损害均好发于易受摩擦的部位，如上腭、颊、牙龈处。基本的损害为松弛性薄壁大疱，疱易破溃，留下鲜红糜烂面。尼氏征（+），探针试验（+）。

二、多选题

26. ABE 功能性前牙反𬌗，磨牙关

系多为轻度近中，一般反覆盖较小，反覆
𬌗较深，下颌骨大小、形态基本正常，但
位置前移，显示出轻度的下颌前突和Ⅲ类
面型。下颌可以后退至上、下前牙对刃关
系，下颌后退或处于下颌姿势位时，ANB
角明显增大、侧貌也较正中𬌗时有所改
善，又称假性下颌前突。

27. ABCD 牙体预备是要开辟修复体
所占空间，要去除腐质、消除轴壁倒凹以
利就位，要进行预防性扩展防止继发龋，
要去除无基釉。但要尽可能少磨牙。

28. ACDE 安氏Ⅱ类2分类面型一般
呈短方面型，面下1/3高度较短，下颌角
小，咬肌发育好，下颌角区丰满。

29. BD 生理学根尖孔指的是根管在
接近根尖的地方有一个狭窄的部位，即牙
本质－牙骨质界，它距离解剖学根尖孔
0.5～1mm。这个部位是髓腔预备的终止
点，也是根管充填的终止点。此处也被称
为根尖基点或尖台。进行根管加压充填时，
由于根尖基点狭窄的解剖结构，能够增加
根管内压，使根管充填材料紧密地封闭根
尖孔，避免超填。

30. BCDE 在牙本质龋损中，包括猖
獗龋（猛性龋），变异链球菌约占整个菌
群的30%，提示变异链球菌与龋病的进展
密切相关。乳杆菌、普氏菌和双歧杆菌也
较常见。放线菌主要引起根面龋。

31. ABCD 现病史一般包括主诉、疾
病开始发病的时间、原因、发展进程和曾
经接受过的检查和治疗。对导致牙体缺损、
牙列缺损或缺失、颞下颌关节病等疾病的
原因、持续时间、修复方式、修复次数、
修复效果都要进行详细记录。

32. AB 上颌义齿后缘过长，或下颌
义齿舌侧远中边缘过长时，会有咽喉痛或
吞咽痛的症状。下颌后牙区组织面与基托
不贴合，唾液刺激黏膜而发痒，从而引起

恶心。上颌义齿后缘基托过厚，下颌义齿
远中舌侧基托过厚而挤压舌根处，从而引
起恶心。后牙区覆盖过大则咬合关系不佳，
颊侧容易藏食物。

33. ACD 磨牙后垫是位于下颌最后
磨牙牙槽嵴远端的黏膜软垫，由疏松的结
缔组织构成，其中含有黏液腺。下颌全口义
齿基托后缘应盖到磨牙后垫的1/2～2/3。
磨牙后垫可作为指导排列人工牙的重要标
志。𬌗位关系记录时，下颌堤平行于下颌
牙槽嵴的平面，高度至磨牙后垫中点。磨
牙后垫是边缘封闭区，不可以承受咀嚼
压力。

34. CDE 牙周袋探诊深度≥3mm，伴
随附着丧失，X线片显示牙槽骨有吸收，
即可以诊断为牙周炎。

35. CDE 嵌体为嵌入牙冠内的修复
体，包括单面嵌体、双面嵌体、多面嵌体
和高嵌体。AB选项是按制作材料而分
类的。

36. ABC 砂眼是由砂粒在铸件表面
和内部造成的孔穴。最常见的原因是铸型
腔脱砂，其次可能是异物进入铸型腔。预
防措施是改进包埋材料和粘结剂，提高材
料的机械强度和韧性，避免铸型腔内形成
尖锐内角，防止从铸道口落入砂粒或异物。
铸型焙烧时间、温度不是形成砂眼的原因，
所以调整铸型焙烧时间、温度并不能预防
砂眼。

37. ABCDE 卡环由卡环臂、卡环体
（卡环肩）、支托和连接体组成。小连接体
为卡环、支托等与大连接体或基托相连的
部分，主要起连接作用。连接体不能进入
基牙或软组织倒凹区，以免影响就位。

38. ABCE 设计龈下边缘的适应证
是：①龋坏、楔状缺损达到龈下。②邻接
区到达龈嵴处。③修复体需要增加固位力：
对于𬌗龈距离短、牙体小、轴壁缺损大、

对𬌗牙为天然牙、𬌗力大者，应将全冠的边缘设计到龈缘以下，以增加固位力。④要求不显露修复体金属边缘。⑤牙根部过敏不能用其他保守方法消除者。龈下边缘常会导致牙周病的发生，应尽量少设计，所以牙周健康者可以考虑此设计，牙周有问题者尽量避免此设计。即使设计龈下边缘，修复体的边缘也要尽可能离开龈沟底的结合上皮，减少对牙龈的刺激。一般要求龈边缘距龈沟底至少0.5mm，因此龈沟浅者不适宜此设计。

39. ABCE 3/4冠：覆盖牙冠的三个轴面和𬌗面（切端）。通常暴露前牙唇面或后牙颊面。

40. ACD 釉质中的有机物占总重量的1%以内。釉质细胞外基质蛋白主要有釉原蛋白、非釉原蛋白和蛋白酶三大类。非釉原蛋白包括釉蛋白、成釉蛋白和釉丛蛋白等。釉基质蛋白酶包括金属蛋白酶和丝氨酸蛋白酶等。

41. BC 目前常用的两类麻醉药物是酯类和酰胺类。酯类的毒性比酰胺类强，一般很少应用。酰胺类包括利多卡因、甲哌卡因、丙胺卡因、布比卡因、依替卡因和阿替卡因等。属于酯类的局部麻醉药有普鲁卡因、丁卡因等。氯乙烷可作为冷诊的冷刺激源或用于表面麻醉。

42. ABCD 𬌗架根据模拟下颌运动的程度分为简单𬌗架、半可调𬌗架、全可调𬌗架和平均值𬌗架。简单𬌗架只能模拟人的开闭口运动，平均值𬌗架、半可调𬌗架及全可调𬌗架还可以模拟下颌的前伸及侧𬌗运动，而且可通过面弓将上颌与颞下颌关节的位置关系准确地转移到𬌗架上。

43. ABCDE 淋菌性口炎：多见于口交者。口腔黏膜充血、发红，可有糜烂或溃疡，覆有黄白色假膜，假膜拭去呈现出血性创面。

44. ABDE ①长结合上皮性愈合：在袋内壁与原来暴露于牙周袋内的牙根表面之间有一层长而薄的结合上皮，称为长结合上皮，以半桥粒体和基底板的方式连接，并非真正的附着获得。这是翻瓣术后最常见的愈合方式。②牙周组织再生（牙周膜性愈合）：在原来已暴露于牙周袋内的病变牙根面上有新的牙骨质形成，其中有新的牙周膜纤维埋入，这些纤维束的另一端埋入新形成的牙槽骨内，形成新的生理性排列、有功能性的牙周支持组织，新形成的结合上皮位于治疗前牙周袋底的冠方。这是一种理想的愈合方式。③牙龈结缔组织性愈合（再附着）：在未暴露于牙周袋内的正常牙根面上，以及术区邻近被翻瓣的健康牙根上，原来具有正常的牙周附着的结构在手术中被急性破坏，在翻瓣术后的愈合过程中，龈瓣与正常的牙根面重新结合，上皮附着在原来的水平，胶原纤维也与根面的牙骨质、牙槽骨重新附着。④骨髓细胞性愈合：骨髓细胞生长最慢，若接触根面，则容易发生骨固连或牙根吸收。

45. ABDE 错𬌗畸形在男女性别之间无显著差异，男女均可患病。

三、共用题干单选题

46. A 安氏第Ⅰ类错𬌗临床表现是上下颌骨及牙弓的近、远中关系正常，磨牙关系为中性关系。即当正中颌位时，上颌第一恒磨牙的近中颊尖咬合下颌第一恒磨牙的近中颊沟内。若全口牙齿无一错位者，称为正常𬌗，若磨牙为中性关系但牙列中存在错位牙，则称为Ⅰ类错𬌗或中性错𬌗。Ⅰ类错𬌗的表现有牙列拥挤、上、下牙弓前突、前牙反𬌗、前牙深覆𬌗、前牙及双尖牙开𬌗和后牙颊、舌向错位等。该患者符合安氏Ⅰ类错𬌗。

47. D 患者上颌拥挤12mm，下颌拥挤 10mm。牙列拥挤分级：轻度拥挤（Ⅰ度拥挤）：牙列拥挤程度≤4mm。中度拥挤（Ⅱ度拥挤）：4mm＜牙列拥挤程度≤8mm。重度拥挤（Ⅲ度拥挤）：牙列拥挤程度＞8mm。故该患者属于Ⅲ度拥挤。

48. B 由于患者牙列重度拥挤，在矫治前首先应拔出上、下第一前磨牙共四颗牙齿。

49. D 口外支抗矫治器的特点是可以获得较大支抗，同时可应用矫形力来矫正轻度的颌骨畸形。口内支抗装置：支抗部位在口内，常采用将支抗牙连成一个整体的方式增强支抗作用，如横腭杆、Nance弓、舌弓。支抗的设计决定了矫治牙能否按设计要求的方向和距离移动。为了实现矫治牙按设计要求移动，常需要支抗牙尽量不移位或仅少量移位，以保持良好的𬌗关系。根据题意，该患者牙列拥挤严重，需要较强的支抗来维持间隙及控制牙齿的移动，所以需要强支抗的口外弓。

50. C 长期使用上颌𬌗垫会压低磨牙，使前牙的覆𬌗加深。根据题意，该患者是Ⅱ度深覆𬌗，不希望其覆𬌗加深，所以不能采用上颌𬌗垫。

51. D 如果有窦道，需要窦道完全闭合后，而且无根尖周症状时才开始做桩核冠修复。根尖周病变较大者需做较长时间的观察。

52. E 患牙完成治疗前，为防止牙纵裂常采用的保护措施有：嘱勿用患侧咬硬物，降低咬合，临时冠保护，粘接带环。

53. A 桩的长度要求：桩的长度至少应与冠长相等；桩的长度应达到根长的2/3～3/4；在牙槽骨内桩的长度应大于牙槽骨内根长的1/2；桩的末端与根间孔之间留3～5mm的根尖封闭区。桩的直径应为根径的1/3。

54. E 尽可能利用牙冠长度、尽可能

多地保留残留牙冠组织、根管口预备成一个小肩台、用铸造桩增加冠桩与根管壁的密合度都可以增强桩冠的固位。如果将根管预备成喇叭口状，其固位力将降低。

55. A 天疱疮典型的临床表现为"三征"阳性，其中"三征"是指尼氏征阳性，揭皮试验阳性，探针试验阳性。其余选项尼氏征均为阴性。

56. D 目前天疱疮的发病多趋向于自身免疫学说，其发病机制的核心是出现棘层松解。主要过程如下：不明刺激原导致棘细胞间黏合物质成为自身抗原，产生循环天疱疮抗体，抗原抗体在棘细胞膜表面结合，细胞间正常的附着机制被干扰，细胞间黏合物质破坏，导致棘层松解的发生，液体一旦进入聚集储存，则可形成上皮内疱。因此上皮内疱、棘层松解为天疱疮的病理特征性表现。

57. B 天疱疮的治疗原则：①糖皮质激素是首选治疗药物，如泼尼松等。②辅以免疫抑制药、血浆置换法、IVIG以及体外光化学疗法等综合治疗方法。③天疱疮的治疗效果与病情的严重程度和治疗的早晚有关，应力争早期诊断、早期治疗。

58. D 早期合理使用糖皮质激素是治疗成功的关键。使用中应遵循严格的用药原则，即起始、控制阶段应足量、从速，减量、维持阶段应渐减、忌燥。同时应综合考虑病情及患者个体情况选择首剂量，剂量范围为 0.5～1.5mg/（kg·d）。一般采用一次性给药或阶梯给药法，对于严重的天疱疮患者，可选用冲击疗法。用药期间应严密观察，定期检查，避免发生严重的不良反应。

59. D 根据题干"牙槽骨吸收占根长1/3，以水平型吸收为主；最大探诊深度为5mm，31－41松动Ⅰ度，其余未见明显松动"可知患者属于牙周炎Ⅱ期。

60. E 分级是根据患者临床附着丧失或放射学骨丧失进展、危险因素如吸烟或糖尿病患者代谢控制水平等来分析评估牙周炎的进展速度，是否进行过牙周治疗与分级无直接相关关系。

61. D 松牙固定术应在牙周基础治疗后，评估牙齿松动程度及功能情况后再酌情考虑是否进行。

62. D 11冠折，近中腭侧缺损达龈下3mm。若直接行冠修复，则可能由于侵犯牙槽嵴顶上方附着组织，而反复发生炎症和肿胀。治疗方案有：①牙冠延长术：切除部分牙龈以及适量修整牙槽嵴顶，延长临床牙冠，暴露断端。②前牙折断达龈下时，可用正畸方法将牙根牵引萌出，以延长临床牙冠，利于修复，并使牙槽骨和牙龈也随之向冠方延伸。③采用拔牙后种植的方法疗效更佳。④牙槽内牙根移位术，常规根管预备和充填。

63. E 全口口腔卫生差，牙龈红肿，BOP（+），PD＝4～5mm。患者患有牙周病，需行牙周基础治疗，只有在已彻底控制牙周炎症，清除刺激因素及深牙周袋，熟练掌握菌斑控制的方法，并能在正畸治疗期间认真执行菌斑控制、定期复查的情况下，才能开始正畸治疗。

64. D 甲苯胺蓝染色常用于判断病损是否属于口腔黏膜潜在恶性疾患。

65. E 依据要检查的部位将患者调至检查椅位而不是平躺。用医用棉棒稍用力摩擦外观正常的口腔黏膜而不是用口镜。因该试验在外观正常的黏膜上进行操作，对口腔黏膜或患者不造成明显损伤或痛苦，无需麻醉下进行。用医用棉棒轻轻推赶原有的水疱，能使其在黏膜上移动。

四、案例分析题

66. B 白斑的临床表现：白斑可发生在口腔各部位，以颊、舌黏膜最为多见。男性多见，为灰白色或乳白色斑块，界清，与黏膜平齐或略高起，舌舔时有粗涩感。根据临床表现不同分为均质型（平坦、起皱、呈细纹状或浮石状）和非均质型（疣状、结节、溃疡或红斑样成分）两种。根据题干，患者舌背正中见15mm×20mm椭圆形灰白色均质斑块，斑块表面有皲裂，稍高出黏膜表面，边界清楚，触之稍硬，周围黏膜正常，符合白斑的表现。

67. C 白斑的诊断需根据临床表现和组织病理学检查方可确诊。过敏性疾病：抽血检查过敏原。细菌或真菌感染性疾病：棉拭子检查是否有细菌、真菌感染。去除可能的不良刺激，观察病损消退情况，属于白斑的治疗方式。风湿性疾病：抽血检查血清特异性抗体。大疱性疾病：诊室检查尼氏征。

68. F 白斑的治疗方法：上皮单纯增生或单纯白色角化症，应除去所有局部刺激因素。吸烟者要戒烟，口腔卫生宣教是口腔白斑早期预防的重点。对疑有恶变的白斑，如疣状、颗粒状及糜烂性病变，均应进行手术切除、冷冻疗法或激光治疗。对已经治疗的患者，应定期随诊以便及早发现复发并及时进行治疗。如有需要，部分病例可进行多次活检，效果更准确。对于角化程度较高的病例，0.3%维甲酸局部涂用一周至数周即可见白斑消退。维甲酸有抑制上皮角化作用，消退的病变停药后，可有复发，再用维甲酸仍有效。光动力治疗对恶性程度较高的病例效果较好。

69. AB 根据病例提供的信息，怀疑右下第一磨牙龋坏，为进一步确诊可拍摄X线片。另外患儿冷、甜刺激酸痛1周，可通过温度测验来检查牙髓的活力。备洞试验是最有效的检查牙髓活力的方法，但因其要破坏牙体组织，通常在其他方法均不能做出判断时使用。咬诊及染色试验均为怀疑牙隐裂时的检查方法。牙髓电活力测验是通过牙髓电活力测验仪来检测牙髓神经成分对电刺激的反应，主要用于判断牙髓"生"或"死"的状态。

70. CD 可逆性牙髓炎：牙髓组织以血管扩张充血、热测一过性酸痛为表现。牙髓坏死及牙髓变性时，热测无反应。急性化脓性牙髓炎热测会有快速、剧烈、持续的疼痛。慢性牙髓炎热测表现为迟缓且不严重的疼痛。

71. AB 根据 X 线片及热测的反应可诊断为深龋且已近髓，患儿 10 岁，右下第一磨牙的牙根可能尚未发育完全，应尽可能保留全部健康牙髓。间接盖髓术是指用具有消炎和促进牙髓、牙本质修复反应的盖髓制剂覆盖于洞底，促进软化牙本质再矿化和修复性牙本质形成，保存全部健康牙髓的方法。二次去腐法的适应证是深的龋洞近髓但无牙髓症状，如果一次性完全去净腐质会导致年轻恒牙露髓。

72. ABCDE 二次去腐法的治疗步骤：①拍摄术前 X 线片。②无痛状态下尽可能去除腐质，特别是湿软的细菌侵入层，保护髓角，避免穿髓。③操作中注意冷却，避免用高压气枪强力吹干，尽量减少对牙髓的刺激。④间接盖髓（常用氢氧化钙制剂）后应严密充填龋洞，避免继发感染。⑤二次去腐（初步去腐 6 个月后）：间接盖髓剂被去除后，可见原残留的腐质颜色变浅，质地变干变硬。待去净腐质后，应再次间接盖髓和严密垫底，方可完成永久性充填。⑥定期复查：3 个月左右在 X 线片上可观察到修复性牙本质层的出现；术后 6 个月左右，常可观察到连续的有一定厚度的修复性牙本质层；修复性牙本质层的出现，是间接牙髓治疗成功的重要指征。

73. BF 患牙牙冠变色，3/4 冠及嵌体无法满足美观的需要。

74. ACDEF 病例中患牙无病理性松动，不需再进行松动度检查。

75. F 陶瓷类材料用于牙体修复，在材料的硬度、晶体性及美观性等方面，更加接近牙体组织。

76. B 延伸到龈下的修复体牙面牙菌斑较多，为了减少修复体对牙周组织的刺激，所以主张将修复体边缘放在龈缘以上，前牙区影响美观时，可以考虑平齐龈缘。

77. ACDF 为了明确诊断，除题干信息外，尚需知道是否存在根分叉病变及其严重程度、失牙数、咬合关系以及放射学检查等信息。

78. C 该病例的临床表现符合慢性牙周炎的诊断。因有牙周袋和附着丧失，可排除菌斑性龈炎；没有牙龈坏死表现，可排除坏死性龈炎；根据患者的年龄和病情程度为中度，可判断病情进展较慢，可排除侵袭性牙周炎；牙龈有红肿，并非为苍白色的肿大，也无其他白血病的表现，且患者并无用药史，因此最可能诊断为慢性牙周炎。

79. F 题干信息提供不足，尚需知道骨吸收量和百分比、角形骨吸收、根分叉病变的存在和程度以及因牙周炎失牙等信息。

80. D 牙周炎患者都应接受牙周基础治疗和牙周维护治疗，ABCF 选项都是牙周基础治疗的内容；不伴有全身疾病的轻、中度慢性牙周炎患者没有必要使用全身药物。

81. AC 从题干信息"36 牙颊侧牙龈红肿、光亮，有波动感"，可以判断患者 36 牙颊侧局部有脓肿，再根据"36 牙颊侧远中可探及深牙周袋 7mm"，判断脓肿来源可能为 36 牙急性牙周脓肿病变。因患者出现搏动性跳痛及叩痛（＋＋）等症状，所以应该借助 X 线检查及牙髓电活力测验排除急性根尖脓肿的可能性。

82. B 36 可能为急性牙周脓肿病变。X 线片检查及牙髓电活力测验的目的是明确诊断脓肿来源，题干中"X 线片示牙槽骨吸收，牙髓电活力测验正常"的结果可以排除急性根尖周脓肿。因此可能诊断为急性牙周脓肿。

83. AC 急性牙周脓肿的治疗原则是止痛、防止感染扩散以及使脓液引流。该患者脓液已经局限，出现波动感，应及时切开引流，可根据脓肿的部位及表面黏膜的厚薄，选择从牙周袋内或牙龈表面引流。该患者牙髓电活力测验正常，脓肿未达根尖，不能行开髓引流。切开引流后应彻底冲洗脓腔，然后敷防腐抗菌药物。切开引流后的数日内应嘱患者用盐水或氯己定等含漱。全身应用抗生素适用于急性炎症初期伴发全身症状时，洁治、刮治和牙周手术需要在局部炎症控制后进行。

84. F 急性牙周脓肿炎症控制后应行牙周基础治疗包括口腔卫生指导、洁治、刮治和根面平整等。

85. ABD 根据患者唇部干燥脱屑，双侧皮肤糜烂及皲裂的临床特征及纯素食多年的相关病史，考虑是口角炎。口角炎的病因有营养不良、维生素缺乏、感染、变态反应、创伤等，根据题干，排除变态反应、感染及创伤，重点考虑营养不良、维生素缺乏，所以需要检查血常规、维生素 B_2（核黄素）。根据营养史和临床特征，需结合实验室检查结果做出判断。实验室检查包括烟酸尿代谢产物 N – 甲基烟酰胺、血浆 2 – 吡啶酮、红细胞烟酸脱氢酶（NAD）含量测定。

86. AC 因维生素 B_2（核黄素）缺乏引起的口角炎还可伴发唇炎、舌炎和脂溢性皮炎等。继发于全身疾病的口角炎还会有相应的全身症状。萎缩性舌炎是指由多

种疾病引起的舌背黏膜的萎缩性改变，又称光滑舌或镜面舌。常表现为舌黏膜表面的舌乳头萎缩消失，有时舌上皮全层以及舌肌都可萎缩变薄。萎缩性舌炎是一种症状性诊断，可由多种全身性疾病引起。该患者舌背光滑无苔，色红发亮符合萎缩性舌炎的特点。该患者慢性腹泻 1 年加之口角炎的存在及舌痛，考虑烟酸缺乏。

87. ABC 针对核黄素或烟酸缺乏造成的口角炎，可对症治疗。口角糜烂者，可涂 0.05% 氯己定软膏或 2% 硼酸软膏、表皮生长因子凝胶等。

88. ABCDE 多食用富含核黄素、烟酸的食物，如牛奶、鸡蛋、动物内脏、瘦肉、鱼、花生、豆类等。

89. C 拍摄头颅定位侧位片进行头影测量，获得代表上下颌骨发育、上下颌前牙倾斜度和突度的数据，根据数据判断该患儿是牙性反𬌗、功能性反𬌗或骨性反𬌗。

90. B X 线头影测量结果为上颌骨发育不足，下颌骨发育正常，说明该患儿为上颌骨发育不足所致的骨性反𬌗，而上前牙唇侧倾斜，下前牙舌侧倾斜，是因为前牙要切咬食物产生的牙齿代偿。

91. ABC 首先应调磨磨耗不足的乳尖牙去除咬合干扰，解除导致乳牙反𬌗的可能病因。因该患儿是骨性反𬌗，需要口内佩戴上颌𬌗垫式矫治器，打开咬合，并利用前方牵引器牵引上颌向前。FR Ⅲ适用于功能性乳前牙反𬌗，颏兜适用于下颌骨发育过度的骨性反𬌗。下颌斜面导板会使上颌前牙更加唇倾。

92. ABCDEF 口内佩戴上颌𬌗垫式活动矫治器，面部佩戴前方牵引器，矫治骨性反𬌗，需 4 周定期复诊。乳尖牙磨耗不足，不能一次调磨完成，会刺激损伤牙髓，需多次调磨。矫治器随佩戴时间的增

加，固位力会降低，需调整箭头卡，增加固位力。当咬合锁结解除后，可分次逐渐磨除后牙区𬌗垫，使后牙区重新建立咬合。前方牵引器在患儿使用过程中可能因挤压等原因发生变形，需要调整，确保正常牵引方向。佩戴矫治器后口腔卫生更难维持，需要更加认真对待。若矫治器破损，需及时修理或重新制作。

93. D 牙髓电活力测验及牙髓温度测验无法准确反映乳牙的牙髓状态，且患儿年龄小，无法准确表达，在临床上很少使用。对于该患儿，最需要了解的是患牙的龋坏深度，牙根状态，继承恒牙发育情况，拍摄根尖片可以获得上述信息。不需要拍摄 CBCT，增加辐射量及检查费用。龋病活跃性检测并非该患儿首诊当日需要进行的检查。头颅定位侧位片用于头影测量。

94. AE 74 牙龋坏，无探痛，冷热刺激痛（-），叩痛（+），松动 I 度，牙龈瘘管，且 X 线片显示 74 牙牙根出现吸收，根分叉大面积暗影，临床表现及影像学检查均可诊断 74 牙根尖周炎。75 牙龋坏，探痛（+），冷热刺激痛（+），叩痛（±），牙龈正常，X 线片示 75 牙龋坏及髓，临床表现及影像学检查均可诊断 75 牙牙髓炎。34 牙牙轴方向改变，为 74 牙长期根尖周炎导致，并不能证明 34 牙为畸形牙。

95. CD 74 牙为根尖周炎，且 74 牙牙根出现吸收，下方继承恒牙牙轴方向改变，为确保恒牙健康发育，应尽早拔除 74 牙，而患儿仅有 6 岁，距离新牙萌出还有 4～5 年，应该佩戴间隙保持器。75 牙牙髓

炎，常规进行根管治疗术及金属预成冠修复，作为 74 牙区丝圈式间隙保持器的基牙。

96. CDF 佩戴丝圈式间隙保持器后需要定期复查，若继承恒牙萌出，则需拆除，对于全冠丝圈式间隙保持器仅需磨除丝圈，金属预成冠无须拆除，因 34 牙属于早萌牙，牙根长度不足，嘱患儿勿食过黏过硬食物。

97. B 结合临床检查和影像学检查，54 牙有瘘管，根分叉及根尖暗影，是典型的根尖周炎表现；55 牙龋坏近髓，有自发痛和夜间痛，诊断为慢性牙髓炎。

98. D 54 牙松动 II 度，暗影累及下方恒牙胚，是乳牙拔除术的适应证。患儿年龄较小，16 牙未萌，故应制作间隙保持器维持间隙，以利于 16 牙正常萌出。

99. B 55 牙龋坏近髓，根尖未见明显异常。15 牙牙胚存在，牙囊完整。诊断为慢性牙髓炎，牙髓炎治疗方法为根管治疗；由于 55 牙冠大面积龋坏，患儿距离换牙尚有一段时间，故预成冠修复更有利于患牙的保存。

100. ABCEF 拔牙后应向家长、患儿说明注意事项，嘱患儿咬紧创口上的止血棉卷，30 分钟后吐去，尽可能咽下口内唾液；2 小时内勿进食，24 小时内不可漱口；近日勿用创口处咀嚼，要保持良好的口腔卫生，建议术后一周复查，不适随诊。由于对象是儿童，应告知勿因好奇或异样感而用手指触摸伤口，以免感染。对注射麻醉的儿童，尤应防止儿童不自主地咬唇、颊等暂时麻木的黏膜而造成不必要的创伤。

全真模拟试卷（五）答案解析

1. C X 线检查：①根尖周肉芽肿：根尖部圆形透射影，界清，直径小于1cm，周围骨质正常或稍致密。②根尖周囊肿：小囊肿与根尖周肉芽肿的影像学表现较难区别，大囊肿可见圆形透射影较大，界清，周围有白线围绕。

2. D 微创牙髓治疗学理念寻求在完善的牙髓治疗与保存更多牙体组织结构间达到一个最佳的平衡点，但其远期效果有待进一步的长期追踪研究。

3. C 酸雾或酸酐作用于牙造成的牙硬组织损害称为酸蚀症。主要由无机酸，如盐酸、硝酸等所致，其中以盐酸的危害最大。硫酸由于沸点较高，不易挥发，一般很少引起酸蚀。直接接触酸雾或酸酐，酸蚀多发生在前牙唇面，胃酸经常反流的患者，可引起牙舌面或后牙胎面的损害。

4. C 牙着色程度与四环素的种类、剂量和给药次数有关。一般认为，缩水四环素、地美环素、盐酸四环素引起的着色比土霉素、金霉素明显。由于牙本质磷灰石晶体小，总表面积比釉质磷灰石晶体大，因而牙本质吸收四环素的量较釉质多。

5. B 慢性牙髓炎的特点是一般不发生剧烈的自发性疼痛，可有阵发性隐痛或者钝痛，患者可诉有长期的冷、热刺激痛病史等，对温度刺激引起的疼痛反应会持续较长时间。炎症常波及全部牙髓及根尖部的牙周膜，致使患牙常表现为咬合不适或轻度的叩痛。急性牙髓炎的症状是自发痛、阵发痛、冷热刺激痛、放射痛、夜间痛。

6. C 再矿化液的配方较多，主要含有不同比例的钙、磷和氟。为加强再矿化液的稳定性，常在再矿化液中加入钠和氯。酸性环境可减弱再矿化液对釉质的再矿化作用，再矿化液的 pH 一般为7。

7. A 有汗型外胚叶发育不全的主要表现是毛发和眉毛纤细、色浅、稀疏，指甲发育迟缓，菲薄脆弱等；口腔表现为牙齿先天缺失，缺牙数不等，或形态发育畸形，或釉质发育不良。此患者的临床表现符合有汗型外胚叶发育不良的诊断。

8. C 急性根尖周炎的骨膜下或黏膜下脓肿期应在局部麻醉下切开排脓。黏膜下脓肿切开排脓的时机应该是在急性炎症后的 4 ~ 5 天，局部有较为明确的波动感。切开过早只能给患者带来痛苦，切开过晚则会造成病变范围的扩大。髓腔开放可与切开排脓同时进行。

9. B 对于根管内的分离器械，在没有引起根尖周病变、急性症状时，可追踪观察，暂不处理。在出现根尖周炎症的临床症状后，可选择根尖外科手术治疗，能够取得良好的疗效。

10. C 盘状红斑狼疮的病理变化：上皮过度角化或不全角化，角化层可有剥脱，粒层明显。固有层毛细血管扩张，血管内可见玻璃样血栓。血管周围有密集淋巴细胞及少量浆细胞浸润，血管周围可见到类纤维蛋白沉积，结缔组织内胶原纤维玻璃样变、水肿、断裂。

11. C 局限型侵袭性牙周炎：女性多于男性，进展快速，早期出现牙齿松动和移位。局限于第一恒磨牙或切牙的邻面，有附着丧失，至少波及2个恒牙，其中1个为第一恒磨牙，其他患牙（非第一恒磨牙和切牙）不超过2个，多为左右对称。牙的移位多见于上切牙，呈扇形散开排列，后牙移位较少见，可出现不同程度的食物嵌塞。

12. E 牙周脓肿与牙龈脓肿的鉴别：牙龈脓肿仅局限于龈乳头及龈缘，呈局限性肿胀；牙周脓肿是牙周支持组织的局限性化脓性炎症，有较深的牙周袋，脓肿扩散至牙周膜、牙槽骨甚至根尖周。

13. E 釉质发育不全常呈对称性。轻症釉质发育不全，釉质形态基本完整，仅有色泽和透明度的改变，形成白垩状釉质，这是由于矿化不良、折光率改变而形成的，一般无自觉症状。重症牙面有实质性缺损，即在釉质表面出现带状或窝状的棕色凹陷。牙釉质钙化不全亦表现有白垩状损害，表面光洁，同时白垩状损害可出现在牙面任何部位；浅龋有一定的好发部位。

14. E 龈沟液是牙龈组织的渗出液，其成分来源于血清和局部牙龈结缔组织。正常情况下龈沟内液量极少，牙龈有炎症时不但液量增加，其成分也发生变化。血清中的绝大多数成分都可在龈沟液中检出，包括参与免疫反应的补体和抗体、电解质、蛋白质、酶、糖类、白细胞和各种细胞因子、炎症介质。还有研究表明，多种细菌和细菌产物如脂多糖内毒素、胶原酶、透明质酸酶和破骨因子等，以及组织和细胞的破坏产物如天冬氨酸氨基转移酶、溶酶体酶、β-葡萄糖醛酸酶、碱性磷酸酶等均能在龈沟液中被检出。

15. D 在牙周组织中与X线片白色阻射线相对应的是固有牙槽骨，故牙片上白色阻射线消失提示牙槽骨破坏。

16. B 患者左颊皮肤发红可见成簇小水疱，呈带状排列，左侧下唇内侧黏膜和颊黏膜广泛糜烂，右颊部皮肤黏膜未见病损，临床表现符合带状疱疹的诊断。

17. E 天疱疮的治疗方法是：①糖皮质激素是首选治疗药物。②辅以免疫抑制剂、血浆置换法、IVIG（静脉注射人免疫球蛋白）以及体外光化学疗法等综合治疗方法。天疱疮是自身免疫性疾病，不是抗生素使用的适应证，其治疗的关键在于糖皮质激素等免疫抑制剂的合理应用，防止各种并发症。

18. C 韦格纳肉芽肿口腔黏膜的表现是出现坏死性肉芽肿性溃疡，好发于软腭及咽部，牙龈和其他部位也可发生。溃疡深大，扩展较快，有特异性口臭，无明显疼痛。溃疡坏死组织脱落后骨面暴露，并继续破坏骨组织使口鼻穿通，抵达颜面；破坏牙槽骨，使牙齿松动、拔牙创面不愈合。

19. D 梅-罗综合征以复发性口面部肿胀、复发性面瘫、裂舌三联征为临床特征。多数患者表现为不完全的单症状型和不全型。本病例中患者有唇部肿胀和沟纹舌的临床表现，考虑为不全型梅-罗综合征。

20. C 树胶肿是三期梅毒常见的口腔表现，主要发生在硬腭，其次为舌、唇、软腭。腭树胶肿可发生于硬腭、软硬腭交界处或舌腭弓附近。

21. C 斑贴试验用于检测潜在的过敏原或刺激物，多用于临床诊断变态反应性疾病。尼氏征试验、揭皮试验、探针试验、免疫荧光检查法都是检测棘层细胞松解现象的常用方法。

22. D 上颌切牙从唇舌切面观察时，髓腔略呈梭形，颈缘部最厚，在牙颈部附近髓腔唇舌侧径最大，向切缘和根尖方向缩小，开髓时应由舌面窝近舌隆突处向颈部方位钻入，注意勿伤舌隆突。

23. D IADT 牙外伤指南指出，对于复杂冠根折，如果冠部断片有移位需要尽快复位并拍片检查正确复位；弹性固定 4 周，若根折接近牙颈部，则需更长时间固位（4 个月）。

24. B 牙瘤位于颌骨内，由 1 个或多个牙胚组织异常发育增生而形成。肿物内含有牙釉质、牙骨质、牙本质和牙髓组织。牙瘤可分为混合性牙瘤、组合性牙瘤，混合性牙瘤为各种牙齿组织混合排列，表现为圆形或椭圆形的钙化肿物。组合性牙瘤中的各种牙组织排列与正常牙相近，但牙形状不一、大小不等。牙瘤多发生于儿童，可单发，也可多发，常导致恒牙阻生。

25. C 患者有自发痛、阵发性疼痛、夜间痛，并有半年的发作史，考虑 35 牙慢性牙髓炎急性发作。根据患者的主诉，进一步检查首选温度测验，观察能否诱发患牙特征性疼痛，以明确诊断。

二、多选题

26. ABCD （1）调𬌗的目的：调𬌗应在人造冠完全就位后进行，使修复体在正中及非正中𬌗均有正常的咬合接触，并与牙周支持组织相适应。（2）调𬌗的方法：①原则上，调𬌗应在修复体上进行，如牙体预备不够及修复体厚度不够不可磨改，或对颌牙有高尖，𬌗向伸长或尖锐边缘嵴等，在牙体预备时没有同时磨改完成，可适当磨改对颌牙，调过𬌗的活髓牙应做脱敏处理。②调𬌗应采用咬合检查和患者主诉相结合的方法，确定并磨除早接触区，使修复体在正中𬌗时有广泛接触。在侧向𬌗和前伸𬌗时无𬌗干扰。

27. ABD 拔牙后应向家长、患儿说明注意事项，嘱患儿咬紧创口上的止血棉卷，30 分钟后吐去，尽可能咽下口内唾液，2 小时内勿进食，24 小时内不可漱口，

近日勿用创口处咀嚼，要保持良好的口腔卫生，建议术后一周复查，不适随诊。由于对象是儿童，应告之勿因好奇或异样感而以手指触摸伤口，以免感染。对注射麻醉的儿童，尤应防止儿童不自主地咬唇、颊等暂时麻木的黏膜而造成不必要的创伤。

28. ABDE 创伤对牙周组织的影响：①单纯、短期的𬌗创伤不会引起牙周袋，也不会引起或加重牙龈炎症；②𬌗创伤会增加牙的松动，但动度增加并不一定是诊断𬌗创伤的唯一指征，因为牙周膜增宽和牙松动可能是以往𬌗创伤的结果；③长期的𬌗创伤伴随严重的牙周炎或明显的局部刺激因素时，会加重牙周袋和牙槽骨吸收，这种加重作用的真正机制尚不明了；④自限性牙松动在没有牙龈炎症的情况下，不造成牙周组织破坏。

29. ABD 龋损的好发牙面以咬合面居首位，其次是邻面，再次是颊面。

30. BC 尼氏征阳性：用手指侧向推压外观正常的皮肤，即可迅速形成水疱，推赶水疱能使其在皮肤上移动；在口腔内，用舌舔黏膜或用棉签摩擦黏膜表面，可使外观正常的黏膜表层脱落或形成水疱。寻常型天疱疮、增殖型天疱疮、落叶型天疱疮、红斑型天疱疮、副肿瘤性天疱疮均为尼氏征阳性。良性黏膜类天疱疮、大疱性类天疱疮均为尼氏征阴性。

31. ABDE 全口覆盖种植义齿的上部结构覆盖在基台和黏膜上，通过附着体与基台相连，其上部结构的支持和固位由种植体独立承担或种植体与基托下组织共同承担。按照上部结构与基台的连接形式，全颌覆盖式种植义齿又分为杆卡附着式种植义齿、套筒冠附着式种植义齿、球状附着式种植义齿、磁性固位式种植义齿等。

32. ABE 蜡型的制作要求包括表面光滑，外形基本不变；安插铸道一般在蜡型

最厚、最突出而又便于铸金流入处。单面嵌体铸道应安插在蜡型中央，双面嵌体铸道应安插在蜡型的边缘嵴处，三面嵌体铸道应安插在对称的边缘上。制作蜡型的材料有铸造蜡、塑料蜡及自凝塑料，嵌体蜡型可采用直接法、间接法和间接直接法制作。

33. ACDE 正确选用牙钳，将钳喙分别安放于患牙的唇（颊）、舌（腭）侧，钳喙的纵轴与牙长轴平行。安放时钳喙内侧凹面紧贴牙面，先放舌腭侧，再放唇颊侧，以免夹住牙龈，喙尖应伸入到龈下，达牙根部的牙骨质面与牙槽嵴之间。手握钳柄近末端处，将患牙夹牢。再次核对牙位，并确定钳喙在拔除患牙时不会损伤邻牙。

34. ACDE 骨折线上的牙的处理：骨折累及的牙、骨折线上的牙，在不影响骨折愈合的前提下应尽量保留。但若骨折线上的牙已松动、折断、龋坏、牙根裸露过多或者有炎症者，则应予以拔除，以防骨创感染或并发颌骨骨髓炎。已冠折的牙可以进行断冠再接或者根管治疗后行修复治疗，不影响骨折愈合，可以保留。

35. ABCDE 青少年牙周炎又称侵袭性牙周炎，应注意早期诊断，因初起时无明显症状，待就诊时多已为晚期。如果年轻患者的牙石等刺激物不多，炎症不明显，但发现有少数牙松动、移位或邻面深袋，局部刺激因子与病变程度不一致等，则应引起重视。重点检查切牙及第一磨牙邻面，并拍摄 X 线片或殆翼片有助于发现早期病变。

36. BCE 去除复合层的表面处理技术：复合层是含牙本质碎屑和细菌的弱界面层，不利于粘结剂与牙本质基体的结合，必须予以除去。常用弱酸性水溶液如柠檬酸、丙酮酸、马来酸、柠檬酸与三氯化铁的混合液（简称 10 - 3 溶液）等，以及中

性螯合剂如 pH 7.4 的乙二胺四乙酸二钠（EDTA）水溶液。改善复合层的表面处理技术，目的在于形成更稳定、更利于粘结剂结合的新复合层。方法有以下几种：5.3% 草酸铁或草酸铝水溶液；氨基酸处理；钙化液处理。磷酸溶液是强酸，磷酸、乳酸、柠檬酸、丙酮酸、草酸、聚丙烯酸和稀硫酸等均可作为酸蚀剂处理釉质表面。羧酸是有机酸。

37. ABCE 颌骨骨髓炎感染途径：①牙源性感染临床上最为多见，占化脓性颌骨骨髓炎的 90% 左右。②损伤性感染，因口腔颌面部皮肤和黏膜的损伤，与口内相通的开放性颌骨粉碎性骨折或火器伤伴异物存留均有利于细菌直接侵入颌骨内，引起损伤性颌骨骨髓炎。③血源性感染临床上多见于儿童，感染经血行扩散至颌骨发生的骨髓炎，一般都有颌面部或全身其他部位化脓性病变或败血症史，但有时也可无明显全身病史。

38. ABCDE 牙周病的全身易感因素：①糖尿病：血糖控制不佳者其牙周组织感染不容易控制、组织愈合差及再感染的风险高。②吸烟：吸烟不仅提高了牙周炎发病率，还会加重牙周炎病变的严重程度。吸烟对牙周炎的治疗效果产生负面影响，并且易使牙周炎复发。③白血病、血小板减少性紫癜、心血管疾病、糖尿病或其他内分泌疾病、神经系统疾病、免疫功能缺陷及某些遗传性疾病或有遗传易感因素等都会影响牙周病的发生。④外周血的中性粒细胞趋化或吞噬功能异常、有单核－巨噬细胞的高表现等。⑤大量临床试验和动物实验研究表明，内分泌功能紊乱可以改变牙周组织对菌斑等外来刺激物的反应，性激素与牙周组织关系密切。

39. ABCDE 牙周袋是指龈缘至袋底的距离，附着水平是指釉牙骨质界至袋底

的距离，可用普通牙周探针或电子探针进行探测。因此牙龈组织炎症性水肿，会影响牙周探诊的准确性。在测量牙周袋时，牙周探针尖应始终紧贴牙面，因此根面附着的龈下牙石，会影响准确性。探针与牙的长轴平行，提插式按一定顺序进行探测。探诊压力应掌握在 20～25g。探测邻面时，可允许探针紧靠接触点并向邻面中央略倾斜，以便探得邻面袋的最深处。因此探诊力量、角度和方向及牙周探针的类型都会影响准确性。

40. ABCD 口腔检查一般情况下按照先外后内、由前至后、由浅入深的顺序进行检查，应注意加强健侧与患侧的对照检查。

41. ABCDE ①在张力侧牙槽骨的内侧面，成骨细胞活跃，产生新骨。与此同时，在牙槽骨壁外侧面，有破骨细胞的活动，吸收原有骨质，以保持牙槽骨的正常厚度。而当矫治力过大时，因在牙周膜产生玻璃样变区域没有破骨细胞，则骨的吸收不在固有牙槽骨表面直接发生，而在其深部稍远处发生骨吸收，这种骨吸收称为间接骨吸收，这类骨吸收的方式呈"潜行性"，可使牙齿移动的速度减慢，牙齿将延迟到局部骨吸收区的坏死组织被吸收清除后才能移动，牙齿会出现明显松动和疼痛。②在正畸过程中若不注意口腔卫生，可能导致菌斑堆积引起牙龈炎症，常会出现不同程度的牙龈红肿，甚至牙龈附着破坏；如果牙齿移动过快，会出现牙龈增生堆积及凹陷，甚至牙龈退缩等。③正畸治疗中有时会发生牙根吸收（可累及牙骨质及深层的牙本质），表现为牙根长度变短。

42. ABCDE 影响义齿固位的有关因素：①颌骨的解剖形态和口腔黏膜的性质。②基托的边缘：在不妨碍周围组织正常活动的情况下，基托边缘应尽量伸展，并与移行黏膜皱襞保持紧密接触，获得良好的封闭作用。③唾液的质和量。影响全口义齿稳定的有关因素：①良好的咬合关系。②合理的排牙。③理想的基托磨光面形态：为争取获得有利于义齿稳定的肌力和尽量减少不利的力量，需制作良好的磨光面形态。指导患者正确使用义齿，适应和学会使用义齿后，义齿的固位程度是会逐渐加强的。准确的印模也会增加义齿的固位。

43. ABCE 影响合金与烤瓷结合的因素：①合金表面氧化膜的厚度。②控制合金表面氧化层厚度的方法。③烤瓷与合金热胀系数的匹配性：烤瓷与合金的热膨胀系数差值一般在 $1.08\times10^{-6}/℃$ 以内是相匹配的，否则烧结冷却后界面会残余高应力，影响金瓷结合，并出现瓷折裂。④合金表面的粗化程度（喷砂）。⑤修复体正确的设计和制作：合金基底的外形设计应保证瓷层均匀一致的厚度，瓷层覆盖的合金面应为光滑和呈凸形的表面，以避免形成凹面和倒凹，保证熔瓷充分润湿合金表面和冷却时瓷层在金属表面形成压缩力；咬合力不应设计在直接接触合金与烤瓷的连接处；彻底清洁合金表面和进行排气处理，有利于金瓷结合。增强合金与烤瓷结合的方法：金属表面的酸蚀处理；金属表面涂布粘结剂；放电加工等。

44. ABCD 窝沟封闭剂主要由树脂、稀释剂、引发剂和一些辅助成分，如填料、氟化物、染料等组成，而干燥剂（乙醇）是浸润治疗使用的试剂。

45. ABCDE 多形红斑又称多形性渗出性红斑，是黏膜、皮肤的一种急性渗出性炎症性疾病。发病急，具有自限性和复发性。多形红斑口腔病损的临床表现最常见的病变为大面积糜烂，表面有大量的纤维素性渗出物形成厚的假膜，唇部常形成较厚的黑紫色血痂。疼痛明显，影响进食。患者唾液增多，口臭明显，下颌下淋巴结肿大，有压痛。

三、共用题干单选题

46. C 由于患者一小时前牙受到外伤，首先应拍 X 线片检查根尖有无折断。

47. A 根据检查患者冠 1/3 折断，并未漏髓，X 线片检查根尖无异常，首先应进行盖髓治疗，定期复诊观察牙髓状况。

48. D 黏膜下囊肿：自发痛及咬合痛明显减轻。检查患牙牙冠可变色，根尖部黏膜肿胀已局限且表浅，呈半球形隆起，触诊轻微疼痛，波动感明显。叩痛（+）~（++），Ⅰ度松动。口腔检查可知，右侧下颌第一前磨牙牙槽黏膜红肿，隆起有波动感，牙体未发现龋，亦未探及牙周袋，𬌗面中央可见直径约 2mm 的圆形黑环，中央有一黑色小点，叩痛（+++），故判断为黏膜下囊肿。根尖周脓肿：自发性、持续性剧烈跳痛，咬合剧痛，不敢对合，能定位患牙。检查患牙牙冠可变色，根尖部牙龈潮红，无明显肿胀，触诊轻微疼痛。叩痛（++）~（+++），Ⅱ~Ⅲ度松动。引流区淋巴结可肿大、压痛。骨膜下脓肿：又称牙槽骨骨髓炎或颌骨骨髓炎。自发性、持续性、搏动性跳痛更加剧烈，患者极端痛苦，不经意碰触到患牙即感疼痛难忍，更不敢对合。因剧烈跳痛导致无法入睡。可伴全身症状，如低热、乏力等。

49. C 𬌗面中央可见直径约 2mm 的圆形黑环，中央有一黑色小点，叩痛（+++），故该患牙可能为畸形中央尖引起的感染。

50. C 需进一步进行的检查是 X 线片，检查牙髓情况。

51. D 由于患儿年龄 12 岁，应拍摄 X 线片观察根尖是否发育完全。

52. C 首先应将脓肿切开，并开髓引流，缓解疼痛，可嘱患者配合抗生素使用。

53. B 急性牙髓炎的临床特点是发病急，疼痛剧烈。临床上有急性症状的绝大多数病例属于慢性牙髓炎急性发作，龋源性者尤为显著，无慢性过程的急性牙髓炎多出现在牙髓受到急性的物理损伤、化学刺激以及感染等情况下。本病例中患者 2 周前开始感觉右侧牙隐痛，1 天前无明显诱因出现右侧后牙自发性、阵发性痛、夜间痛、放射痛及温度刺激加剧疼痛，且疼痛不能定位，结合检查示 16 牙远中𬌗面深龋洞，达牙本质深层，叩痛（+），热刺激发痛，X 线片示 16 牙远中龋坏近髓，根尖周膜增宽，因此 16 牙诊断应为慢性牙髓炎急性发作。

54. B 为便于根管充填，根尖最小扩大为 25 号；主尖锉一般比初尖锉大 2~3 号。急性根尖周炎方需要轻度扩大根尖孔建立引流，而 16 牙诊断为慢性牙髓炎急性发作。预备过程中每退出或换用一次器械需用根管冲洗液冲洗根管，防止碎屑阻塞。根管通路的建立应使用小号预备器械。

55. C 标准技术适用于直的或较直的根管，不宜在弯曲根管使用。与逐步后退技术相比，逐步深入技术使器械易于进入根尖区，增加根尖区预备的手感和效率，并使测量的工作长度更加准确。在使用镍钛器械进行根管预备前，应确定根管通畅，制备直线通路，减少冠部阻力和器械所承受的应力。使用机用器械时，建议采用较轻的接触而不向器械尖端加压和施力，以防过度用力引起镍钛器械折断。

56. B EDTA 是一种强效螯合剂，可润滑根管壁和去除玷污层，通常使用浓度为 17% 的溶液，可与次氯酸钠溶液联合应用于根管冲洗。

57. E 临床上常遗漏近颊腭侧根管，即 MB2。上颌第一磨牙近颊根的多根管发生率约为68%，MB2 一般出现在近颊根管与腭侧根管口的连线上或其近中侧。根管探查器械主要有根管探针 DG16 和显微根管锉，不宜使用口腔检查常用的三弯探针。如遇可疑 MB2，换 6 号或 8 号 K 锉探查可疑根管口，若 K 锉能进入根管内，可确认为 MB2，H 锉适用于根管中上段较直部分的预备，而少用于扩通根管。在探查上颌第一磨牙 MB2 时，可将传统三角形髓腔入口改良为斜方形；此外，口腔手术显微镜的使用和染色等方法常用于查找 MB2。

58. C 副尖的大小应与侧方加压器大小一致或小一号。副尖的尖端涂布少量根管封闭剂。副尖插入先前侧方加压器的深度后，再次用侧方加压器压紧并补充副尖，反复操作至根管紧密填塞。如副尖不能到达先前侧方加压器的深度应考虑以下情况：①根管预备不足导致锥度太小，或副尖的直径太大；②侧方加压器太小，对主尖加压不够，没有为副尖创造足够的空间；③侧方加压时主尖被移动位置；④副尖的尖端弯曲打卷；⑤封闭剂硬固，阻止副尖就位。副尖不能到达先前侧方加压器的深度会在根管内产生空隙，使充填质量下降，应仔细检查上述可能原因并排除。主牙胶尖就位后，用侧方加压器压紧并反复补充副尖，当侧方加压器只能插入根管口下2～3mm 时，用烧热的挖匙或其他携热器从根管口处切断主牙胶尖和所有副尖，同时软化冠部的牙胶，用垂直加压器加压冠方牙胶，至此根管充填完毕。

59. B 患儿 Frankl 评估为 4 级，属于合作儿童，可选用前牙美容修复的方案修复乳前牙。透明成形冠树脂修复 51、61 牙近远中唇侧牙本质浅层龋坏，既能恢复牙体形态美观，又能保证粘结强度，为最恰当的治疗方案。

60. C 乳磨牙远中边缘嵴呈墨浸状改

变高度怀疑为远中邻面龋坏，咬合翼片是观察乳磨牙邻面龋最恰当的辅助检查方法。锥形束 CT 一般用于检查弯曲牙、额外牙、阻生牙，不作为低龄儿童龋病检查的常规手段。

61. B 根据临床检查，54 牙诊断为深龋，龋坏涉及远中邻面及咬合面，护髓后行玻璃离子充填＋乳磨牙金属预成冠修复术可恢复患牙牙体外形、保护健康牙面，修复后可达到良好的边缘封闭，为最恰当的治疗计划。

62. A 直接盖髓术治疗适用于外伤、备洞意外穿髓造成的牙髓新鲜暴露，暴露点为针尖大小，无明显症状或症状轻微的深龋露髓。间接盖髓术的适应证：①深龋、外伤等造成近髓的患牙；②深龋引起的可复性牙髓炎，牙髓活力正常，X 线片显示根尖周组织健康的恒牙；③无明显自发痛，去净腐质后未见穿髓，但难以判断为慢性牙髓炎或可复性牙髓炎时，可采用间接盖髓术作为诊断性治疗。牙髓切断术的适应证：龋源性、外伤性或机械性露髓的年轻恒牙，均可行牙髓切断术，待牙根发育完成后再改行根管治疗术。如牙髓切断术失败，可行根尖诱导成形术或根尖外科手术。根尖诱导成形术的适应证：①牙髓病变已波及根髓的年轻恒牙；②牙髓全部坏死或并发根尖周炎症的年轻恒牙；③牙外伤后行牙髓切断术失败的年轻恒牙。

63. B 为避免露髓带来的损伤和感染，去龋时应采用球钻轻轻操作，尤其洞底近髓处的去龋宜采用慢速球钻小心操作。因软化牙本质为感染牙本质，非软化的变色牙本质细菌侵入较少，治疗时应将大部分感染的软化牙本质去除，仅保留近髓处少量软化的牙本质或变色的非软化牙本质。氢氧化钙可溶解牙本质基质，释放其中的生长因子，从而调控牙髓细胞向牙本质分化，形成修复性牙本质。

64. E 活髓保存治疗主要与患牙本身的发育情况及牙髓暴露情况有关，全身状况相对于其他选项，影响较小。

65. C 直接盖髓治疗后，应定期复查以判断疗效，即半年复查1次，复查2年。复查项目为临床表现、功能、牙髓活力和X线表现。若患牙治疗成功，则无临床症状，患牙临床检查无异常松动；牙龈未见瘘管、肿胀；牙髓电测试正常；X线片显示髓室、根管、根尖周正常影像，未发育完成的牙根继续发育，管壁增厚。应注意根尖未发育完成的年轻恒牙进行牙髓电测试时可出现假阴性的情形，应避免判断失误。术后如果有自发痛或长期有温度激发痛，X线片有异常影像，均认为失败，应改行其他牙髓治疗。

四、案例分析题

66. BCDE 髓室底穿孔的原因：①髓腔严重钙化，髓腔基本消失。②牙冠严重磨损变短，继续按常规开髓。③牙髓组织坏死，开髓时无血性渗出物，加大开髓窝洞深度。④髓腔暴露且长期不治疗，髓室底产生龋坏导致穿孔。⑤将髓室底当成髓室顶磨除。

67. CD 髓室底穿孔的预防：①开髓前行X线检查，协助制订开髓方案。②在推测的根管口附近，用顶端较小的钻或去牙本质的超声锉采用点磨法去除牙本质。③应用牙科手术显微镜寻找根管口。

68. ABCDF 髓室底穿孔的处理：如无感染存在，可立即将穿孔修补封闭。穿孔修补前，创面的清创和止血非常重要，还要注意患牙的分离隔湿，以防唾液污染。因龋坏导致的感染性髓室底穿孔的患牙，应首先去除息肉和龋坏组织，根据穿孔大小制订治疗方案。穿孔较小时，可在初诊时于穿孔处用氢氧化钙或碘仿糊剂封闭，

髓室封入常规根管消毒药物和小棉球，3～5天复诊，再按无感染穿孔情况行修补封闭。还可考虑牙根分离术或牙半切除术等。

69. BF 根据主诉患牙表现和当地大多数人牙齿情况，故判断可能为氟斑牙。根据检查，下颌殆面重度磨损，探诊敏感，冷、热测试（＋），全口牙齿未见明显龋损，可判断为牙本质过敏症。

70. ABCEF 需要做的检查是探诊、叩诊、松动度的检查、牙周袋的探查、牙髓活力测试、X线检查。

71. ABDEFGH 药水治疗牙齿后，颜色稍有变浅，几年后又恢复，这是既往史，不可用于诊断依据。

72. ACE 根据主诉，牙龈乳头轻度水肿，牙石（＋），故患者需要龈上洁治术；由于患者可能为氟斑牙，故需进行牙齿美白；牙本质过敏症，应进行脱敏治疗。

73. EF 首先应进行X线片检查，检查牙周、牙槽骨、牙髓情况，并探查牙周袋的深度。

74. ACE 侵袭性牙周炎有较深的牙周袋，常见上颌第一磨牙牙槽骨呈垂直型吸收，根尖周阴影。

75. ABCDE 若为广泛性侵袭性牙周炎，则应进行牙周基础治疗，定期复查并做龈下菌斑细菌学检查，治疗过程中配合抗生素使用。X线片显示牙槽骨或颌骨内有单发或多发的边缘不规则的溶骨性缺损，不同发育期的牙悬浮在病灶中成为"浮牙"。根据X线片结果选择合适的治疗方案。

76. C 检查可知，右上第一磨牙颊侧根分叉病变Ⅲ度，近中根牙槽骨吸收近根尖，腭根和远中根牙槽骨吸收至根中1/2，故应将近中根截断。

77. C 结合病史及临床表现，双颊、舌腹、腭部见较大面积糜烂面，探针试验

（＋），下前牙牙龈 Nikosky 征（＋），初步考虑为寻常型天疱疮。

78. B 寻常型天疱疮的组织病理学特点为棘层松解和上皮内疱。

79. BCD 免疫荧光检查、ELISA 检查是诊断天疱疮的重要辅助检查。患者曾有咳嗽病史，需排查肺部病变，排查副肿瘤性天疱疮的可能性。

80. A 天疱疮是一类严重的、慢性的黏膜－皮肤自身免疫性大疱性疾病，不是抗生素使用的适应证。

81. C 根据随机血糖水平可判断该患者患有糖尿病，其口腔病损为糖尿病相关口腔表现。

82. AC 根据患者口腔表现及系统病史，考虑其口干是由于血糖高导致血浆渗透压增高、并且多尿失去大量水分引起。

83. ABCDF 针对糖尿病引起的口干，首先应积极控制血糖水平，其次可使用正确的日常护理手段及药物辅助缓解口干，应用人工泪液、人工唾液可缓解眼干、口干症状；应用催唾剂，如环戊硫酮（茴三硫）也可促进唾液分泌。

84. C 对于未进行血糖控制的患者，仅做对症应急处理；对于经过积极治疗已控制血糖的糖尿病患者，可按常规措施进行牙周治疗。

85. C 急性光化性唇炎起病急，发作前常有曝晒史，表现为糜烂性唇炎。唇红区广泛水肿、充血、糜烂，表面覆以黄棕色血痂或形成溃疡，灼热感明显，伴有剧烈的瘙痒。往往累及整个下唇，影响进食和说话。一般全身症状较轻，2～4 周内可能自愈，也可转成亚急性或慢性。

86. ACDF 本病湿疹糜烂样病损应与盘状红斑狼疮、扁平苔藓、唇疱疹、良性淋巴增生性唇炎等鉴别。该病干燥脱屑样病损应与非特异性慢性唇炎鉴别。

87. ABDEF 急性光化性唇炎一般全身症状较轻，2～4 周内可能自愈，也可转成亚急性或慢性。该病有明显的季节性，往往春末起病，夏季加重，秋季减轻或消退，可反复发作。长期不愈易演变成鳞癌。此外，可并发皮肤的日光性湿疹。

88. DF 光化性唇炎的治疗方案：（1）局部治疗：可用具有吸收、反射和遮蔽光线作用的防晒剂，如 3% 氯喹软膏、5% 二氧化钛软膏等。唇部有渗出、糜烂、结痂时可用浸有消毒抗炎液体（如 0.1% 依沙吖啶溶液、3% 硼酸溶液等）的消毒纱布湿敷于患处，去除痂壳，保持干燥清洁，然后涂抹激素类或抗生素类软膏。干燥脱屑型可局部涂抹维甲酸、激素类或抗生素类软膏。（2）全身治疗：可口服硫酸羟氯喹、烟酰胺、对氨基苯甲酸或复合维生素 B。（3）物理疗法：可使用二氧化碳激光照射、冷冻疗法、光动力疗法等。（4）手术治疗：对怀疑癌变或已经癌变的患者应尽早手术。

89. D 根据口内检查，右上中切牙脱落，近中切角釉质－牙本质折断，左上中切牙近中切角釉质－牙本质折断，叩诊不适，松动Ⅰ～Ⅱ度。可判断 11 全脱出，21 釉质－牙本质折断即简单冠折。

90. ABCD 牙再植术的步骤：①用手或上前牙钳夹住牙冠，生理盐水冲洗清洁牙表面，除去明显的污染物。若污物附着在根面上不易冲洗掉，可用小棉球蘸生理盐水小心轻柔地把污物蘸掉，注意不要损伤牙周膜。②用生理盐水冲出牙槽窝内的血凝块。③用轻柔的力量将牙再植，如遇阻力，应拿开牙，存于生理盐水中，检查牙槽窝有无骨折。④用弹性固定方式固定 7～10 天，若正中𬌗存在明显早接触者，应使用全牙列𬌗垫。

91. EF 目前离体牙最理想的保存介

质是 Hanks 平衡盐溶液（HBSS）和 ViaSpan，但通常难以在事故地点获得。也可以用生理盐水和牛奶（最好是 4℃ 左右）及唾液来替代。

92. B 再植牙应在牙髓坏死分解前行牙髓摘除术，一般来说，在再植后 2 周内进行治疗。

93. A 根管治疗后根管内有高密度充填影像，治疗后一年根尖周阴影并无减小提示效果不佳。

94. E 对于根管治疗后出现新的根尖周透射影或透射影扩大，且新发生的病变与根管治疗相关时，应注意以下鉴别诊断：①感染根管所引起的急性根尖周炎；②感染根管所引起的急性根尖周脓肿；③感染根管所引起的慢性根尖周炎急性发作；④感染根管所引起的慢性根尖周炎急性发作形成脓肿；⑤感染根管所引起的慢性根尖周炎；⑥感染根管所引起的慢性根尖周脓肿；⑦感染根管所引起的面部蜂窝组织炎；⑧根尖外感染；⑨根尖周袋状囊肿；⑩根尖周真性囊肿；⑪异物反应。

95. DF 对于根管治疗后疾病的治疗，目前主要存在以下四种治疗方案：①追踪观察和对病情的评估；②进行根管再治疗；③根尖外科手术治疗；④拔牙。

96. C 根管内牙胶的去除技术包括溶剂溶解、加热软化、手用或机用器械分段分层逐步去除等。牙胶能否被清除干净主要与牙胶充填的致密度、超充或欠充、根管形态以及去除技术 4 个方面有关。充填越致密，去除难度越大；欠充的牙胶较容易去除，而超出根尖孔的牙胶在操作中常与根管内牙胶分离，留在根尖周组织中。使用手术显微镜可以直接观察牙胶的去除过程并检查清除效果。根管内封闭剂通常随着牙胶一同被去除。

97. ABCDEFGH 牙龈退缩是指牙龈缘向釉牙骨质界的根方退缩致使牙根暴露。所以检查时需要注意牙龈的健康状态及退缩的程度，牙根暴露的程度及根面是否有缺损。造成牙龈退缩的原因很多，比如刷牙不当引起的牙龈退缩，易因机械摩擦而发生牙槽骨的吸收及牙龈退缩。不良修复体易发生龈缘的炎症和牙龈退缩。牙龈结缔组织的厚度与牙龈退缩有重要关系，在不利因素存在的条件下，较薄的牙龈容易发生退缩。在牙受到过度的咬合力时，或正畸治疗中使牙向唇颊向移动时，常易发生牙龈退缩。牙龈退缩的结果会使牙根暴露，当伴有牙龈乳头的退缩时，牙间隙增大，常导致水平型食物嵌塞，所以还需要检查牙根暴露的程度及根面是否有缺损。在治疗前还应充分检查角化牙龈的厚度和宽度，若附着龈太窄或太薄，必要时可先做附着龈增宽和增厚手术。根据牙龈组织的厚度、角化龈的宽度及前庭沟的深度来判断采取何种治疗策略。

98. BE 前庭沟深度不足不适宜单纯采用冠向复位瓣术；引导组织再生术对牙根覆盖效果不理想；游离龈移植术不适宜单独用于前牙牙根覆盖，美观效果差。

99. DF 15 号刀片的刃部不可完全进入组织，以防损伤深部血管，应按受植区大小及形状做浅切口，深度 1～1.5mm 为宜；受植区的血凝块不利于移植组织存活，应仔细去除；移植物均有不同程度的收缩，很难完全避免。

100. ACDF 引导组织再生术治疗牙龈退缩效果不及其他术式；侧向转位瓣术不适宜治疗多个牙的牙龈退缩。其余手术方法均可考虑。

全真模拟试卷（六）答案解析

一、单选题

1. B 大疱性类天疱疮是侵犯基底膜带的一种自身免疫性疾病，基底膜带是免疫球蛋白及补体沉着的部位；也是循环自身抗体（抗基底膜抗体）发生反应的部位。由于嗜酸性粒细胞在病损的早期即已出现，因此，认为嗜酸性粒细胞在基底膜区的损伤、局部水疱形成、上皮－结缔组织界面分离中起重要作用。

2. E 物理刺激：当牙齿承受过大的咬合力或外力时，牙齿会出现不同程度的创伤，创伤可使牙齿的根尖周组织受损。在牙医为患者进行根管治疗时，根管器械多次超出根尖孔，也会损伤根尖周组织。塑化液流到根尖周不属于物理刺激。

3. A 在急性牙髓炎化脓阶段，应进行开髓引流术，若治疗效果不良或患牙无保留价值的可予以拔除。

4. D 复合树脂具有质轻、可塑性强、环保、耐腐蚀、使用寿命长等许多优点，广泛应用于牙科美容方面，对于龋洞修复填充亦有良好的效果。缺点是采用复合树脂进行牙本质龋充填时，对牙髓刺激较大，价格相对较高，操作比较复杂。

5. B 牙齿发育异常包括牙数目异常、牙形态异常、牙结构异常、牙萌出与脱落异常。

6. D 银汞合金充填固化后，其强度在 24 小时后接近最高值，所以修复部位在 24 小时后才能承担咀嚼应力。

7. C 楔状缺损的治疗和预防：①首先应改正刷牙方法，避免横刷。②改变喜欢吃酸性食物的习惯。③有牙本质过敏症者，应用脱敏疗法。④缺损较大者可用充填法，用玻璃离子体粘固剂或复合树脂充填，洞深或有敏感症状者，充填前应先垫底。⑤有牙髓感染或根尖周病时，可做牙髓病治疗或根管治疗术。⑥如缺损已导致牙横折，可根据病情和条件，行根管治疗术后，给予桩核冠修复。无保留价值者则拔除。氟化物可以增强牙釉质的耐酸性，但是不可治疗楔状缺损。

8. B 牙槽骨吸收的程度一般分为三度：①Ⅰ度：牙槽骨吸收在牙根的颈 1/3 以内。②Ⅱ度：牙槽骨吸收 > 根长 1/3，但在根长 2/3 以内，或吸收达根长 1/2。③Ⅲ度：牙槽骨吸收 > 根长 2/3。

9. A 牙釉质是全身最硬的矿化组织。龋病早期阶段，牙釉质的表面层损害极少，在表面层下方表现为脱矿。①龋齿脱矿最早的表现是表层下出现透明带。②透明带扩大，部分区域有再矿化现象，其中心部出现暗带。③随着脱矿病变的发展，病损体部相对透明，芮氏线、釉质横纹明显。④病损体部着色，临床上表现为棕色龋斑。⑤龋病进展到釉牙本质界时，病损呈侧向扩展，发生潜行性破坏。⑥牙表面龋坏，龋洞形成。

10. D 牙隐裂的原因有内因和外因。牙齿结构缺陷、高陡牙尖、磨损均为内因，咬合创伤是外因。酸不会引起牙隐裂。

11. E 龋病药物治疗的适应证有：①釉质早期龋，位于平滑面尚未形成龋洞者。②乳前牙邻面浅龋和乳磨牙𬌗面广泛性浅龋，1 年内将被恒牙替换。③静止龋，龋损面容易清洁，不再有牙菌斑堆积。急性龋已经形成实质性损害，不宜用非手术治疗。

12. E 急性根尖周炎可有典型的咬合痛或自发痛、剧烈持续的跳痛，牙龈或颈部肿胀，叩诊敏感等；慢性根尖周炎确诊的关键是患牙X线片上根尖或根分歧区域骨质破坏。

13. A 根尖段的折断由于不易感染，预后较好。一般不需要固定，更不应该即刻行牙髓治疗，除非日后观察到根尖病变，才考虑RCT和手术治疗。

14. A 厌氧菌尤其是专性厌氧菌是感染根管内的主要细菌。较常见的优势菌有卟啉单胞菌、普氏菌、梭形杆菌、消化链球菌、放线菌、真杆菌、韦荣菌等。

15. B 题干描述病变上皮完整，上皮与结缔组织之间有水疱或裂隙，形成上皮下疱，无棘层松解，基底膜区有一连续的细长的荧光带，是类天疱疮的病理表现。而天疱疮是以上皮内棘细胞层松解和上皮内疱形成为特征。

16. E 患者右下后牙曾有冷热敏感约3个月，2天前出现自发痛，夜间痛，放射痛，自服镇痛药不能缓解，口腔检查深龋近髓，冷测激发痛，根据症状和体征，诊断为46慢性牙髓炎急性发作，目前常用的治疗是根管治疗术。

17. D 患牙咬物不适半年，叩痛（+），无松动，冷诊迟缓痛，刺激去除后，疼痛持续一段时间，X线片示透射影近髓，根尖周膜轻度增宽。最恰当的诊断为16慢性牙髓炎。

18. A 牙周膜的纤维主要是Ⅰ型胶原纤维和耐酸水解性纤维。其中Ⅰ型胶原纤维数量最多。

19. C 可复性牙髓炎是牙髓组织以血管扩张充血为主要病理表现的初期炎症表现。若能彻底去除病原刺激因素，同时给予适当的治疗，患牙牙髓可以恢复正常。患牙常见接近髓腔的牙体硬组织病损。患牙对温度测验，尤其是冷测表现为一过性敏感，且反应迅速。去除刺激后，数秒缓解。叩诊反应同正常对照牙。

20. A 侵袭性牙周炎的诊断主要依靠临床表现和X线片所示的牙槽骨吸收情况，家族史和咬合情况对诊断有帮助，但不如X线片表现重要，细菌学检查和白细胞趋化功能检查对诊断有一定的参考意义，但不是临床常规使用的辅助检查手段。

21. D 根据题干信息"男，60岁。全口牙石（++），牙周袋探诊深度＞5mm"判断出患者牙周炎病史，再根据"16颊侧牙龈局限性隆起，波动感，有深牙周袋，患牙未见龋坏"排除根尖周脓肿，诊断为急性牙周脓肿。

22. C 患者口腔反复溃疡大约1个月发作一次，通常为单个溃疡，1周左右愈合。否认外生殖器溃疡，符合轻型阿弗他溃疡的临床表现。

23. C 血小板减少性紫癜是一组因外周血中血小板减少而导致皮肤、黏膜、内脏出血的疾病，常见口腔表现有牙龈自发性出血、黏膜瘀点、瘀斑、血肿。

24. D 充填修复体在口腔内经过一段时间后发生折断或松动脱落，常见的原因为：①窝洞预备缺陷：抗力形和/或固位形不佳；②充填材料调制不当：充填修复材料调制比例不当、调制时间过长或过短、材料被唾液或血液污染等均可使充填材料的性能下降；③充填方法不当：未严格隔湿，充填压力不够，材料未填入点线角、倒凹等微小区域，酸蚀粘接不充分等；④过早承担咬合力；⑤充填修复体存在高点，咬合关系异常。

25. C 掌跖角化-牙周破坏综合征皮损及牙周病损常在4岁前共同出现，牙周病损在乳牙萌出后不久即可发生，因此本病例应继续检查患儿是否手掌、足底、膝部以及肘部存在局限性的过度角化及鳞屑、皲裂等。

二、多选题

26. ABCDE 牙结构异常通常指的是在牙发育期间，在牙基质形成或钙化时，受到各种障碍造成牙发育的不正常，并在牙体组织留下永久性的缺陷或痕迹。①釉质发育不全指在牙发育期间，由于全身疾病、营养障碍或严重的乳牙根尖周感染导致釉质结构异常。②牙本质发育不全的病理特征是釉质结构基本正常，而牙本质形成较紊乱，牙本质小管排列不规则，管径较大，数目较少等。③先天性梅毒牙包括半月形切牙桑葚状磨牙等，病理改变是釉质明显缺少或完全缺失，牙本质生长线明显，球间牙本质增多，前期牙本质明显增宽，牙颈部可见含细胞牙本质和骨样牙本质。④氟牙症主要是儿童在牙发育期摄入了过量的氟所致，损害了牙胚的成釉细胞，使牙釉质的形成和矿化发生障碍，导致釉质发育不全，病理改变是柱间质矿化不良和釉柱的过度矿化。⑤萌出前牙冠内病损是未萌（或部分萌出）的恒牙牙冠部的缺陷，X线片上显示牙冠部牙本质内邻近釉牙本质界的透射影。目前较广泛被接受的病因理论是牙本质吸收学说，因为组织学上发现病损内有多核巨细胞、破骨细胞和吸收陷窝。

27. BCDE 前牙关系到患者的面部形态和外观，要特别注意前牙与面部形态的协调一致。人工牙大小、形态、颜色还有质地为主要考虑因素。人工牙的生产厂家不是主要的考虑因素。

28. ABDE 桥体殆面的形态应根据缺牙的解剖形态，参照邻牙的磨损程度以及对殆牙的咬合关系来恢复。桥体的颊舌径宽度依基牙的情况而定，一般为缺失牙宽度的 1/2 ~ 2/3。桥体龈端的形式，应有利于自洁作用。桥体龈端都应高度抛光。唇颊侧和舌腭侧的外形凸度应按缺失牙的解剖形态特点而定，正确恢复唇颊侧的外形凸度，在咀嚼食物时，排溢的食物，顺着牙冠的凸度滑至口腔，对龈组织起到生理性按摩作用，保证组织健康。桥体的龈端与黏膜的关系可以为接触式或者悬空式，过分紧压黏膜，易导致牙槽骨快速吸收。

29. ACDE 错殆畸形的矫治方法有预防性矫治、阻断性矫治、一般性矫治、正畸 – 正颌联合治疗、固定矫治等。修复治疗不属于错殆畸形的矫治方法。

30. ACDE 龋病的非手术治疗是通过采用药物或再矿化等技术终止或消除龋病。方法包括药物治疗、再矿化治疗、浸润治疗、预防性树脂充填术。药物治疗是应用氟化物降低釉质的脱矿和促进釉质的再矿化。

31. ABCD 根管预备的基本原则是：①根尖区预备前一定要有准确的工作长度；②根管预备时需保持根管湿润；③预备过程中每退出或换用一次器械需用根管冲洗液冲洗根管，防止碎屑阻塞；④根管锉不可跳号；⑤对弯曲根管，根管锉应预弯；⑥为便于根管充填，根尖最小扩大为 25 号，主尖锉一般比初尖锉大 2 ~ 3 号。

32. BE 传统根尖手术中去骨范围通常为 10mm 以上。显微根尖手术中去骨的范围基于骨腔内有足够空间容纳超声工作尖，由于超声工作尖长度为 3mm，骨腔的大小只需略大于超声工作尖，因此理想的去骨尺寸是 4mm。去骨过程中需用大量无菌水或生理盐水连续冲洗冷却术区，以免产热灼伤骨质。在显微镜下可清晰分辨根尖与周围骨组织，根尖颜色较暗、呈黄色，而牙槽骨颜色较白。

33. **ADE** 根尖外科手术的禁忌证：①患者有严重的全身疾病，如严重高血压、白血病、血友病、重度贫血、心内膜炎、心肌梗死、风湿性心脏病、肾炎、有出血倾向的疾病等。②根尖周炎的急性期。③严重的牙周病变，如牙周支持组织过少，牙周袋深或牙松动明显。④患牙附近有重要的解剖结构，如上颌窦、下牙槽神经等，有损伤危险或可能带来严重后果者。

34. **ABCE** 牙龈上皮分为3个区域：口腔上皮、沟内上皮和结合上皮。口腔上皮为角化或不全角化的复层鳞状上皮，其中以不全角化上皮多见。沟内上皮亦称龈沟上皮，为无角化上皮，有上皮钉突，但缺乏颗粒层和角化层。结合上皮由缩余釉上皮演变而来。结合上皮在组织形态学和蛋白表达方面明显区别于口腔上皮和沟内上皮，且结合上皮是人体唯一附着于无血管、无淋巴管、表面不脱落的硬组织上的上皮组织。

35. **ABCDE** 目前认为与HIV有关的口腔病损包括线形牙龈红斑、坏死性溃疡性牙龈炎、坏死性溃疡性牙周炎、毛状白斑、白念珠菌感染、复发性溃疡等，晚期可发生Kaposi肉瘤，其中约有一半可发生在牙龈上，必要时可做病理检查证实。

36. **ABCD** 正畸治疗引起的不良临床反应包括菌斑堆积和牙龈炎症；牙龈退缩；牙根吸收；牙槽骨吸收和附着丧失。

37. **BDE** 口腔红斑是指口腔黏膜上鲜红色斑片，边界清晰，在临床和病理上不能诊断为其他疾病者。病因不明，属于癌前病变。口腔红斑比口腔白斑少见，发病率为0.02%～0.1%。不包括局部感染性炎症所致的充血面，如结核及真菌感染等。

38. **ABCD** 色素沉着息肉综合征的特点是口腔黏膜、口周皮肤等部位黑色素斑，胃肠道息肉，并有家族遗传性。性早熟属于多发性骨性纤维发育异常的特征，该病还会出现口腔黏膜、皮肤色素沉着，多发性纤维骨发育异常。

39. **ACD** 在窝洞的洞壁涂一层封闭剂，以封闭牙本质小管，阻止细菌侵入，隔绝来自修复材料的化学刺激，但因封闭剂很薄，不能隔绝温度刺激和机械刺激。此外，封闭剂能增加修复材料与洞壁的密合性，减少微渗漏，也可减少银汞合金中的金属离子进入牙本质小管，从而防止牙变色。封闭剂主要有洞漆和树脂粘结剂两种。

40. **BE** 乳牙深龋时牙髓状态比较难以准确判定，可无明显自觉症状，个体间差异较大。有自发痛并不一定都是牙髓炎症引起，食物嵌塞引起的急性龈乳头炎也可引起自发痛的发生；牙髓电活力测验结果因患儿难以准确表达和乳牙牙根生理性吸收或病理性吸收的存在，在乳牙牙髓状态的判定上仅供参考。

41. **ABCE** 儿童时期牙周组织具有牙槽骨疏松、骨皮质薄、血运丰富等特点，因此根尖周感染易扩散到骨膜下，导致牙龈局部肿胀或瘘管形成，是诊断根尖周病的可靠指标。患牙出现叩诊敏感意味着牙髓的炎症已累及牙根周围组织，松动度病理性增加常是由于根尖周急性炎症或患牙长期存在慢性炎症，牙槽骨或牙根吸收所致，因此叩诊和牙齿松动度检查对牙髓状态的判断很有意义。X线片是一项很重要的检查方法，可以获得龋病程度、根尖周组织病变状况等信息，对牙髓病和根尖周病的诊断和疗效的判断有重要意义。因为乳牙解剖及组织结构特点、儿童感知能力及语言表达能力的限制，显著降低了乳牙牙髓活力测验结果的可信度。

42. **BCD** 牙外伤多数发生在上前牙，上颌中切牙最多，其次是上颌侧切牙。牙外伤可单独破坏一种组织，也可使多种组织同时受累。乳牙外伤多发生在 10～24 个月的幼儿，恒牙牙外伤高发人群是 6～13 岁的儿童。2013 年 WHO 根据牙外伤不同类型，记录代码如下：0 = 没有牙外伤；1 = 因牙外伤已做治疗；2 = 单纯牙釉质折断；3 = 牙釉质和牙骨质折断；4 = 牙外伤露髓；5 = 因外伤而丢失牙齿；6 = 其他损害；9 = 除外牙。

43. ABCD 理想的根管封闭剂应具备以下性质：①颗粒细，易于调和，具有黏性，密封性好；②有抑菌性；③对根尖周组织无刺激性；④硬固缓慢，无收缩；⑤X线阻射；⑥不使牙染色，不溶于组织液；⑦不引起根尖周组织的免疫反应，无致癌性；⑧溶于有机溶剂，可从根管取出。

44. ABCDE 牙根纵裂的病因：①慢性持续性的创伤殆力，对本病的发生起着重要作用。在全口牙中，以承受殆力最大的第一磨牙发生率最高，其中下颌第一磨牙又高于上颌第一磨牙。侧方殆创伤，牙尖高耸，磨耗不均，根分叉暴露皆与患牙承受殆力过大有关。②牙根纵裂可能与牙根发育的缺陷有关。磨牙近中根发生牙根纵裂的比例明显超过其他牙根，可能与近中根在解剖结构方面的弱点有关。③"无髓牙"：做过根管治疗术的牙被称为"无髓牙"，会因脱水而整体变脆，受力时牙根容易纵裂。④过度的根管预备：根管治疗中，过度的根管预备会造成根管壁明显变薄，降低牙根的抗折能力。⑤根充压力过大：加压和加温有助于根管的严密充填。但压力过大，温度过高，都可导致即刻或后来的根裂。⑥根管桩：根管桩能够增加修复体的固位力，但会导致应力集中于牙根，促进根裂的发生。

45. ACDE 妊娠期龈炎、慢性龈炎、白血病、浆细胞性龈炎四种疾病均可能出现牙龈肿胀增生，牙龈脆弱出血的症状，而牙龈纤维瘤病表现为全口牙龈增生，但牙龈颜色正常，质地坚韧，不易出血。

三、共用题干单选题

46. E Miller 分度：Ⅰ度：邻面牙槽骨或软组织无丧失，龈缘退缩未达到膜龈联合处；Ⅱ度：邻面牙槽骨或软组织无丧失，龈缘退缩达到或超过膜龈联合处；Ⅲ度：邻面牙槽骨或软组织丧失，但仍位于唇侧龈退缩边缘的冠方，龈缘退缩达到或超过膜龈联合处；Ⅳ度：邻面牙槽骨或软组织丧失已达到唇侧龈退缩的水平，龈缘退缩超过膜龈联合。

47. C 受植区在被治疗牙的唇侧距龈乳头顶部约 2mm 做一水平切口，应注意不包括龈乳头。

48. D 游离龈移植术是将自体健康的角化牙龈组织移植到患区，以增加附着龈宽度及前庭沟深度。冠向复位瓣术是利用带蒂瓣向冠方推移，以覆盖或修复牙齿的牙龈退缩、牙根暴露的手术方法。侧向转位瓣术是利用相邻牙的健康牙龈形成带蒂的龈黏膜瓣，向牙龈退缩病变区转移，以覆盖裸露根面的手术方法。其适应证是个别牙牙龈退缩，部分牙根面较窄，邻牙的牙周组织健康，附着龈较宽，前庭沟深度足够，可供给龈瓣，并能侧向转移以覆盖裸露的根面。上皮下结缔组织移植术是将带蒂的半厚瓣与自体的游离结缔组织相结合，治疗单个牙或多个牙的宽而深的牙龈退缩。此患者前庭沟过浅，采用的手术方法是游离龈移植术来增加前庭沟深度，但是牙龈退缩部位的前庭沟在术前需要有足够的深度，才能提供组织移植的空间，所以在术前先行冠向复位瓣术来增加游离龈组织的移植空间。

49. D 引导组织再生术是在牙周手术中利用膜性材料为屏障，阻挡牙龈上皮在愈合过程中沿根面生长，并提供一定空间，引导具有形成新附着能力的牙周膜细胞优先占领根面，使暴露于牙周袋内的根面上形成新的牙骨质，从而形成牙周组织的再生。

50. D 根据题干的信息，患者为青春期女性，前牙唇侧牙间乳头呈球状突起，松软光亮，局部牙石菌斑少，探诊未有附着丧失。符合青春期龈炎的临床表现特点。

51. E 青春期龈炎的临床表现为唇侧牙龈肿胀明显，龈乳头常呈球状突起，颜色暗红或鲜红，松软发亮。菌斑是青春期龈炎的主要病因。青春期由于乳恒牙的更替、牙齿排列不齐，造成牙齿不易清洁，加之该年龄段患者不易保持良好的口腔卫生习惯，如刷牙、用牙线等，易造成菌斑的滞留，引起牙龈炎，而牙石一般较少。故菌斑刺激为牙龈肥大的可能原因。

52. C 青春期龈炎反映了性激素对牙龈炎症的暂时性增强，青春期过后牙龈炎症可有部分消退，但原有的龈炎不会自然消退。因此，去除局部刺激因素、改善口腔卫生状况是青春期龈炎治疗的关键。多数患儿经基础治疗后可痊愈，对个别病程长且牙龈过度肥大增生的患儿，必要时可采用牙龈切除术。完成治疗后应定期复查，同时教会患儿正确刷牙和控制菌斑的方法，养成良好的口腔卫生习惯。特别是对于准备接受正畸治疗的患儿，在正畸治疗过程中更应进行仔细的牙周检查和预防性洁治，避免正畸过程中由于矫治器或患儿口腔卫生不良造成的对牙周组织的刺激和损伤。

53. E 基托边缘过长、过锐，基托组织面小瘤等会引起软组织痛。此患者是舌系带根部有溃疡，对应的义齿部位是舌杆，此患者只有一个小溃疡而非大范围弥漫性疼痛，所以排除舌杆位置过低的可能性。题干中描述义齿各部位密合，且咬合不高，

说明义齿固位好稳定性佳，不可能出现前后翘动的问题；义齿摘戴困难的原因有卡环过紧、基托紧贴牙面、倒凹区基托缓冲不够或者患者未掌握摘戴的正确方法。根据题干此活动义齿各部位密合，咬合不高，且倒凹区没有大范围的溃疡和疼痛，故排除义齿摘戴困难的情况。义齿下沉后，远中游离端基托压迫其下的黏膜组织，疼痛的应该是远中游离端。因此舌系带根部溃疡的原因可能是舌杆未缓冲。

54. B 可摘局部义齿基托与黏膜应密合而无压力。上颌结节颊侧、上颌硬区、下颌隆突、内斜嵴、骨尖等部位的基托，其组织面应做适当的缓冲，以免基托压迫组织产生疼痛。

55. D 可摘义齿初戴后发生基牙疼痛，其主要原因与基牙受力过大，负担过重有关。在游离末端多数后牙缺失时，𬌗支托放在基牙远中，使义齿受力后和附加于基牙上的力不能沿基牙牙体长轴方向传递，增加了基牙的负荷。此患者后牙游离端缺失，以双侧的第一前磨牙为基牙，设计不合理。基牙无过敏表现，无冷热刺激痛及自发痛，无咬合高点。

56. D 牙弓双侧后牙游离端缺失，义齿设计时基托范围尽量伸展，人工牙减径、减数；常规采用近缺隙侧基牙的RPI设计，以减少对基牙不利的扭力和侧向力；回力卡环常用于后牙游离端缺失，可减轻基牙承受的力，起到应力中断的作用。基牙数目恰当，一般为2~4个，增加基牙数目，可以减轻基牙所受的扭力。

57. D 氟主要损害牙釉质发育期牙胚的成釉细胞，因此过多的氟只有在牙发育矿化期进入机体，才能发生氟牙症。若在6~7岁之前，长期居住在饮用水含氟量高的流行区，即使日后迁往他处，也不能避免以后萌出的恒牙受累。反之，如7岁以

后才迁入高氟区，则不出现氟牙症。

58. B 饮用水是摄入氟的一个最大来源，水氟摄入是按年龄、气候条件和饮食习惯综合决定的。水氟的最适浓度主要取决于当地的年平均最高气温，美国为0.7~1.2ppm，广州约为0.7ppm。我国地域辽阔，南北气温相差甚大，因此不能只有一个适宜浓度，故我国现行水质标准氟浓度为0.5~1.0ppm是适宜的。

59. A 依据世界卫生组织标准，12岁年龄组恒牙龋均在1.1以下为很低水平，1.2~2.6为低水平，2.7~4.4为中水平，4.5~6.5为高水平，6.6以上为很高水平。

60. C 6岁以上的儿童和成年人，每天用含氟浓度高于1000mg/kg的牙膏刷牙2次，每次用量约1g，可达到有效的预防效果。3~6岁的儿童，每次牙膏用量约为豌豆大小（约0.5g），同时，应在家长监督与指导下使用，以免儿童过多地吞咽牙膏。在饮水氟含量过高，有地氟病流行的地区，6岁以下的儿童不推荐使用含氟牙膏。

61. D 3~6岁的儿童，每次牙膏用量约为豌豆大小（约0.5g），同时，应在家长监督与指导下使用，以免儿童过多地吞咽牙膏。

62. D 含氟牙膏是指含有氟化物的牙膏。氟化物能有效预防龋齿，增强牙齿抗龋的能力。牙膏中经常使用的氟化物包括单氟磷酸钠、氟化钠、氟化胺、氟化亚锡等。氟化钙医学上主要用于代用骨骼，不用于含氟牙膏。

63. E 肉芽肿性唇炎常自唇的一侧发病后向另一侧进展，且不易消退；良性淋巴组织增生性唇炎则以干燥出血、糜烂为主，且同时发生于颊、腭等部位；腺性唇炎是以唇腺增生肥大，唇有肿胀感并有结节为特征，可以依据唇部腺体肿大，累及

多个小腺体，黏膜可见导管开口，有分泌物排出来确诊。浆细胞性唇炎必须通过组织病理学确诊，而此患者实验室检查无明显异常。唇血管神经性水肿是急性局部反应型的黏膜、皮肤水肿。此患者发病急，症状持续一段时间后消失，病变为局限性水肿，病变消失迅速且不留痕迹，因此可诊断为唇血管神经性水肿。

64. E 血管神经性水肿是接触变应原后引起的超敏反应。

65. A 血管神经性水肿是接触变应原后引起的超敏反应，发病机制是Ⅰ型变态反应，特点是突发性局限性水肿，但消退迅速。

66. C 血管神经性水肿的全身药物治疗包括抗组胺类药；糖皮质激素：轻者给予泼尼松15~30mg/d；10%葡萄糖酸钙加维生素C静脉注射可增加血管致密性，减少渗出，减轻炎症反应；抗休克的血管活性药物：症状严重者可皮下注射0.1%肾上腺素0.25~0.5ml，视病情可重复注射，心血管疾病患者慎用；中医辨证施治。局部药物治疗可选用注射药，如泼尼松龙注射液、曲安奈德注射液、复方倍他米松注射液等。还可用软膏，如曲安西龙软膏、氟轻松软膏等。

四、案例分析题

67. B 口腔检查可知左下6远中邻面龋损，龋洞内有大量食物嵌塞，腐质较多，探诊敏感，无穿髓孔，故该患牙诊断为深龋。

68. ABC 诊断为深龋的依据为左下6远中邻面龋损，龋洞内有大量食物嵌塞，腐质较多，探诊敏感，无穿髓孔。主诉进食偶有不适，近日加重，刺激消除疼痛即刻消退，无自发痛。牙髓活力电测试的反应阈值较正常牙降低。

69. ABCD 深龋应与可复性牙髓炎、

不可复性牙髓炎（慢性牙髓炎）、牙本质过敏症、牙龈乳头炎相鉴别。

70. ABCDEG 备洞过程中，应尽量保留健康的牙体组织。余选项均为深龋的治疗原则。

71. D 银汞合金充填的适应证：①Ⅰ类洞、Ⅱ类洞。②后牙Ⅴ类洞，特别是可摘义齿的基牙修复。银汞合金耐磨性好，能抵抗卡环移动所致的磨损。③对美观要求不高患者的尖牙远中邻面洞、龋损未累及唇面者。偶尔也用于下前牙邻面洞的充填。④大面积龋损时配合附加固位钉的修复。⑤冠修复前的牙体充填。Ⅰ类洞：发生于发育点隙裂沟的龋损所制备的窝洞。包括磨牙和前磨牙的𬌗面洞、上前牙腭面洞、下磨牙颊面𬌗2/3的颊面洞和颊𬌗面洞、上磨牙腭面𬌗2/3的腭面洞和腭𬌗面洞。Ⅱ类洞：发生于后牙邻面龋损所制备的窝洞。包括磨牙和前磨牙的邻面洞、邻𬌗面洞、邻颊面洞、邻舌面洞和邻𬌗邻洞。Ⅴ类洞：所有牙的颊（唇）或舌面颈1/3处的龋损所制备的窝洞。

72. A 由于洞形不规则，固位力差，故不适合用复合树脂。

73. B 银汞合金从调制到充填完毕，应在6~7分钟内完成。搁置时间太长，调制的银汞合金会变硬，可塑性降低，影响材料和洞壁的密合。

74. ABCDEF 导致患牙咬裂的常见原因包括：窝洞制备时存在无基质釉；薄壁弱尖未降低咬合，特别是在承受咬合力大的部位；磨除过多牙体组织，削弱了牙体组织的抗力；窝洞的点、线角太锐，导致应力集中；充填体过高、过陡，引起𬌗创伤；充填材料过度膨胀，如银汞合金在固化过程中与水接触所造成的延缓性膨胀。

75. B 黏液腺囊肿多见于下唇和颊部内侧以及舌尖腹面的黏膜，囊肿位于黏膜

下，表面有一薄层黏膜，呈半透明、浅蓝色的圆形小疱，质地柔软有弹性。根据题意，该患儿有咬下唇习惯，下唇小疱的大小、颜色、质地等符合黏液腺囊肿的诊断。

76. ABCD 可以选用药物烧灼腐蚀或手术切除，手术切除是最常用的治疗方法，也可采用液氮冷冻治疗或激光治疗。药物烧灼腐蚀：先用注射器将囊液吸净，向囊腔内注入2%碘酊或三氯醋酸，停留数分钟后吸出药液，然后再注入药液，反复数次，最后吸净药液。目的是破坏腺上皮细胞，使其失去分泌功能。

77. ABCDE 手术切除：局部浸润麻醉下，采用梭形切口，在黏膜下钝、锐性分离囊壁，将囊肿、覆盖黏膜及与囊肿相连的周围腺体一并切除。囊肿位于唇红和唇缘上者，可采用纵行梭形切口；位于前庭黏膜者，可采用横行梭形切口。反复损伤的黏液腺囊肿可形成瘢痕并与周围组织粘连，不易分离，此时可适当扩大切除范围。直接缝合创面，5~7天拆线。

78. ABCDE 根据患者主诉可能为牙周炎或根尖周炎，为明确诊断要进一步检查牙周情况，进行常规视诊、探诊、叩诊、松动度检查、牙髓活力测试、根尖X线检查、根分叉处探诊及咬诊。

79. BD 口腔检查为慢性根尖周炎急性发作表现，影像学检查为近中根纵裂的典型表现。

80. ADE 首诊治疗需针对症状做出应急处理，包括开髓进行根管治疗、调𬌗，全身症状重者可辅以抗生素和镇痛药。

81. ABCF 近中根纵裂，牙周呈烧瓶状阴影，若要保留该患牙需在牙周基础治疗后行近中牙半切术，剩余远中根冠进行修复治疗。由双根牙变为单根牙，牙周支持力降低，需在修复时注意降低局部咬

合力。

82. ABCDF 根据该患者主诉及检查初步判断为牙周相关疾病，并未涉及牙体牙髓相关疾病表现，因而对该患者主要进行牙周相关的临床检查，包括牙龈状况检查，牙周探查、X 线检查及咬合检查等。

83. ABCDEF 牙周探诊的主要内容包括探诊出血（BOP），牙周袋深度（PD），附着丧失，龈下牙石的量及分布，根分叉受累情况和有无釉质突起。同时还应检查釉牙骨质界和龈缘的位置，检查有无牙龈退缩或增生、肿胀等。

84. ABCDG BOP 已被当作牙龈有无炎症的较客观指标，BOP 阳性提示牙龈炎症未消除，但是 BOP 不能作为病情进展、附着丧失加重的指标，如果口内同时存在多数部位的探诊出血，可以预示附着丧失可能在进展。探诊深度是指龈缘到牙周袋底的距离，牙周探诊深度可用于评估牙周疾病的严重程度，但并不能反映牙齿的松动度，牙齿松动度评估需要进行松动度的检查。附着丧失相比于牙周袋深度更能反映牙周软、硬组织的破坏程度，有无附着丧失是区分牙周炎和牙龈炎的重要指标，正常的牙龈附着于釉牙骨质界，探诊时不能探及釉牙骨质界，即无附着丧失；牙龈炎性肿胀和/或增生时，牙龈附着位置不变，牙周袋变深，即形成假性牙周袋；而牙周炎牙龈附着向根方进展，存在附着丧失，则能探及釉牙骨质界。在测量牙周袋深度后，将探针尖沿牙根面退出，探寻釉牙骨质界的位置，测得釉牙骨质界到龈缘的距离，将袋深度减去该距离即为附着丧失的程度。若牙龈退缩使龈缘位于釉牙骨质界的根方，则应将两个读数相加，得出附着丧失的程度，因此在用附着丧失评估牙周病程度时，应首先确定龈缘的位置，及其与釉牙骨质界的关系。

85. ABCE 患牙周炎时，早期由于牙槽骨的破坏，硬骨板常不完整或消失，而牙周膜间隙也相应显示增宽或明显增宽。在 X 线片上主要显示牙齿近远中的骨质情况，颊舌侧牙槽骨因与牙齿重叠而显示不清晰，Ⅰ度根分叉病变在 X 线片中无法清晰显示出牙槽骨的吸收程度。在标准根尖片上，当牙槽嵴顶到釉牙骨质界的距离超过 2mm 时，则可认为有牙槽骨吸收。在 X 线片上牙槽骨吸收的类型表现为水平型吸收和垂直型吸收。

86. ACDE 增生性龈炎为慢性龈炎，其治疗原则为：①病因明确且无深层牙周组织的破坏时，通过洁治术彻底清除菌斑、牙石，消除造成菌斑滞留和局部刺激的因素，1 周左右牙龈的炎症即可消退，结缔组织中胶原纤维新生，牙龈的色、形、质可完全恢复正常。对于牙龈炎症较重的患者，可配合局部药物治疗。常用的局部药物有 1% 过氧化氢（双氧水）、0.12% ~ 0.2% 氯己定（洗必泰）及碘制剂。对于不伴有全身疾病的慢性龈炎患者，不应全身使用抗菌药物。②对于少数牙龈纤维增生明显，炎症消退后牙龈形态仍不能恢复正常的患者，可进行手术治疗，以恢复牙龈的生理外形。③防止复发：慢性龈炎治疗并不难，疗效也较理想，重要的是要防止疾病的复发。积极开展椅旁口腔卫生宣教工作，指导并教会患者控制菌斑的方法，持之以恒地保持良好的口腔卫生状况，并定期（每 6 ~ 12 个月 1 次）进行复查和维护，才能保持疗效，防止复发。

87. D 牙槽骨吸收的方式和程度，可通过 X 线片来观察。正常情况下，牙槽嵴顶到釉牙骨质界的距离为 1 ~ 2mm，若超过 2mm 则可视为牙槽骨吸收。牙周炎的骨吸收最初表现为牙槽嵴顶的硬骨板消失，或牙槽嵴顶模糊呈虫蚀状。

88. A 慢性牙周炎的临床表现包括牙周袋＞3mm，临床附着丧失，并有炎症，多有牙龈出血，牙周袋探诊后有出血。根据题干考虑诊断为慢性牙周炎。

89. ABCDE 牙周病患者进行正畸治疗的禁忌证包括：①未经治疗的牙周炎。②牙周炎虽经治疗后炎症仍存在、菌斑未控制、病情仍处于活动阶段的患者。③牙槽骨吸收已超过根长1/2的患牙。这不是绝对的禁忌证，但要慎重选择做正畸治疗。选项ABCDE皆有助于控制牙周炎。题干中未出现拔牙指征。

90. ACD 开始正畸治疗的时机：①已彻底控制牙周炎症，清除刺激因素及深牙周袋。②患者熟练掌握菌斑控制的方法，并能在正畸治疗期间认真执行菌斑控制、定期复查牙周情况。牙周炎患者只有满足以上两点，才能进行正畸治疗。牙周治疗后组织的改建、恢复健康需要数月时间，要随访检查患者口腔卫生情况，故一般在牙周治疗结束2~6个月后，开始正畸治疗。否则贸然开始正畸治疗，易使牙周病情恶化，加速牙周组织的破坏，甚至发生牙周脓肿。

91. ABCDE 正畸治疗过程中需注意：①合理放置正畸装置。正畸装置应尽量简单，托槽的位置最好尽量远离牙龈缘；清除多余的粘结剂；尽量少用带环，若使用，带环不可深入龈下，邻面处应变窄且与牙面贴合；不可产生𬌗干扰等。②定期复查，监测菌斑控制情况，定期进行牙周维护治疗。若患者有刷牙出血或探诊出血，应适当缩短复诊时间。③对牙周支持组织已经减少的患牙，施力大小及方向应特别注意，加力要轻缓，间隔要长，尤其是施用压入性矫治力时，不能过快过大，以减少牙根吸收及牙槽骨的过多吸收。近年来采用微种植钉作为支抗，可避免使用骨支持减少的磨牙。④矫治过程中要经常检查有无𬌗干扰和过度的牙松动，找出原因并纠正，避免𬌗创伤引起牙周组织破坏。

92. CF 该患儿21冠折露髓即为复杂冠折；如11牙腭侧折线达牙根即为复杂冠根折；如11牙腭侧折线未达牙根即为复杂冠折。

93. BCDF 由于患儿年龄较小，故应尽量保留11牙根，防止牙槽骨吸收为成年后冠修复带来困难；复杂冠根折折断线位于牙槽嵴顶以上者，可以试行断冠粘接术作为过渡性修复，但因患儿牙龈状况不稳定，无法行桩核冠等永久性修复治疗。

94. BD 21牙冠折露髓，年轻恒牙的牙髓组织抵抗力较强，若露髓孔不大（1mm以内），且外伤时间短（1~2小时），可做直接盖髓治疗。但临床经验表明，直接盖髓不易成功，此时行活髓切断术后期成功率更高。患儿牙根发育已完成，也可以选择根管治疗。

95. ABCDE 牙外伤后即刻行根管治疗时，牙髓有活力，感染轻微，根管预备以化学预备为主，无需通过机械预备扩大根管。

96. ABCDE 阻生智齿通常会造成第二磨牙远中的龈下深龋，疼痛症状往往在拔牙后加重，因此除了关注右下8的拔牙创口是否有感染外，还应注意牙体硬组织的疾患及牙髓活力。

97. BE 右下7探及深龋，并且牙髓活力热测验有剧烈激发痛，可能诊断为急性牙髓炎。X-ray未发现根尖阴影，且患牙无明显叩痛和松动，排除急性根尖周炎；患者有深牙周袋和牙槽骨吸收，符合牙周炎诊断。

98. BDEF 右下7远中深龋至龈下3mm，且牙周炎症并未控制，不宜进行树脂充填或直接行桩冠修复，应进行牙周手术消除炎症再择期修复。

99. BCD 由于患者角化龈宽度只有2mm，不宜采用远中楔形瓣切除角化牙龈，可采用U形瓣设计保留角化牙龈；且患者牙龈较厚，需行半厚瓣切除深部过厚的牙龈组织；由于远中牙体存在龈下缺损，行GTR时植入骨替代材料不宜过多，以免造成牙槽嵴顶上方附着组织刺激。GTR术后应2周后逐渐拆线，牙龈过厚容易造成术后深牙周袋。

100. BD 牙周手术后永久修复应等待6~8周或更长时间，待牙周组织稳定。而该患者行GTR术，牙槽骨改建时间需3个月乃至更长。术后2周不宜进行牙周探诊；术后牙齿暂时性松动度增加不代表手术失败。术后2周复查X-ray仅能观察到骨充填材料在缺损区域的充填，并不代表成骨效果。